中等职业教育"十二五"规划教材

护理文秘

主编　张开礼

江苏大学出版社
JIANGSU UNIVERSITY PRESS
镇 江

内 容 提 要

本书是中等职业院校卫生职业教育护理专业的基础教材。本书本着"以能力为本位、以就业为导向"的原则，以培养"应用型、技能型人才"为目标，在不断发展的医疗服务对护理人员的新要求的基础上编写了本书。

本书共分为七章，内容包括绪论、护理管理、公务文书写作、医护工作常用事务文书写作、现代文秘的日常事务及礼仪、现代文秘的专项活动与护理论文写作。

本书内容深入浅出、实用性强，适合中职护理、涉外护理和助产等专业学生使用，也可供临床护士培训使用。

图书在版编目（CIP）数据

护理文秘 / 张开礼主编. -- 镇江 ：江苏大学出版社，2014.1
ISBN 978-7-81130-667-5

Ⅰ．①护… Ⅱ．①张… Ⅲ．①护理学－秘书学－中等专业学校－教材 Ⅳ．①R47

中国版本图书馆 CIP 数据核字(2014)第 014877 号

护理文秘
Huli Wenmi

主　　编 / 张开礼
责任编辑 / 成　华
出版发行 / 江苏大学出版社
地　　址 / 江苏省镇江市梦溪园巷 30 号（邮编：212003）
电　　话 / 0511-84446464（传真）
网　　址 / http://press.ujs.edu.cn
排　　版 / 北京金企鹅文化发展中心
印　　刷 / 北京市科星印刷有限责任公司
经　　销 / 江苏省新华书店
开　　本 / 787 mm×1 092 mm　1/16
印　　张 / 8.5
字　　数 / 191 千字
版　　次 / 2014 年 1 月第 1 版　2014 年 1 月第 1 次印刷
书　　号 / ISBN 978-7-81130-667-5
定　　价 / 19.80 元

如有印装质量问题请与本社营销部联系（电话：0511-84440882）

护理文秘是中等职业院校卫生职业教育护理专业的一门必修课。学校设立该课程的目的是指导学生充分认识护理文秘在现代护理发展进程中的重要性,学会现代文秘的日常工作、专项活动的处理和相关礼仪,具备公务文书、医务管理文书的写作能力,掌握护理管理的相关知识和技能,能够将其他临床护理课程培养的专业能力整合为整体护理能力,提高护理专业学生的职业素质和能力。

现阶段,中等职业教育要求学校既要重视以职业知识为重点的"基础教育",又要重视以职业能力为重点的"职业教育",还要加强学生分析问题和解决问题的能力。为适应这种形势的需要,组织编写了本书,旨在为学生提供一本既科学严谨,又简洁实用的教材。

本教材在编写过程中重点突出以下特点:

1. 深入浅出、通俗易懂

在编写本教材的过程中,力求做到行文流畅、简洁明快、易读易记。并对不易掌握的知识点进行举例说明,以便学生能够轻松快速地理解并掌握。

2. 图文并茂、内容活泼

为了便于学生阅读和理解,本书穿插了大量精彩的图片,用图文结合的方式进行讲解,希望以此来提高学生的学习兴趣。

3. 面向就业、突出应用

本书紧扣职业教育培养应用型人才的要求,坚持以应用为原则,特别注重理论与实践的结合,在教材中增加案例教学的比重,大量选取了临床实际工作中常见的典型案例,让学生分析和解决案例中存在的问题,以培养和提高学生分析问题和解决问题的能力。

4. 结构新颖、内容实用

本书构建了以案例引导、正文、读一读、想一想、提示和课后习题等为内容的应用型教材模式,突出学生参与、师生互动的教学理念和教学方法。

在编写的过程中,本书参考了大量的文献资料,在此,向这些文献的作者表示诚挚的谢意。

　　由于编写时间仓促，加之编者水平有限，书中疏漏与不当之处在所难免，敬请广大读者批评指正。

　　本书配有精美的教学课件和课后习题答案，读者可到北京金企鹅文化发展中心网站（www.bjjqe.com）下载。

编　者

2014 年 1 月

Contents 目录

第一章　绪　论

【引　言】

　　护理文秘是研究在医疗护理及其管理过程中秘书工作的一门新兴的应用型学科。它将秘书工作与医疗护理工作相结合，以适应社会发展对护理人员的新要求。

【学习目标】

❖　了解护理文秘研究的主要内容
❖　了解学习护理文秘的意义
❖　掌握护理文秘的主要特点

案例引导

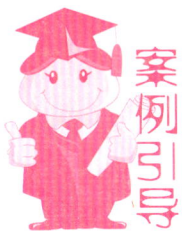

　　一天，一位穿着工作服、扎着一条别致丝巾的"空姐"出现在某医院老年科病房，她有个新称呼——"护理秘书"。病人申请入院后，护理秘书就会陪同病人做各项检查，代办出入院手续，这给老人就医提供了极大便利。作为首批医院护理秘书的小李，今天的工作是陪伴一位老人去做 B 超检查；接着，为另一位老人代配药、代购生活用品；最后还要为两位即将出院的老年病人代办出院手续。

　　前不久，该院住院部新设立了一个护理秘书岗位，引入"空姐"般温馨服务，专门为病人提供无缝优质服务。每位病人需要做什么检查、在哪里做检查，都由护理秘书提前 1 天通知病人；对于行动不便或没有家属陪伴的老人，护理秘书则会陪同老人做各项检查。小李从小就立志做一名医务工作者，将来帮助病人。因此，大学毕业后，她主动选择应聘该院的护理秘书工作。

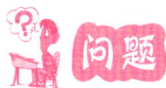

小李需要掌握哪些基本知识才能胜任此工作？

第一节　护理文秘概述

　　"秘书"一词在国内外均由来已久，但因各国国情不同、秘书服务的对象不同以及对现代秘书职能的理解不同等因素，对于秘书的定义所作的阐释各不相同。由我国人力资源和社会保障部编写的《秘书国家职业标准》给"秘书"作出了如下定义：秘书是从事办公室程序性工作、协助领导处理政务及日常事务并为其决策及实施提供服务的人员。秘书工作是以办文、办事、办会、办（信）电为主要内容，是为领导进行有效管理所采取的特殊的辅助工作。对于一个秘书来讲，不仅要掌握全面的业务知识，还要具备高度的理解能力、敏锐的洞察力、优秀的写作能力和出色的沟通能力，灵活地运用自己所掌握的知识和技能，作出及时有效的判断，圆满完成上司交代的工作。

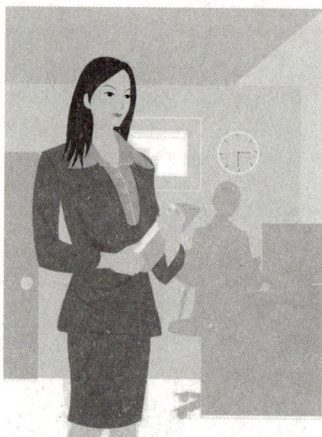

护理文秘是研究在医疗护理及其管理过程中的秘书工作的一门新兴的应用型学科。它将秘书工作的内容、程序、方法、礼仪等与医疗护理工作相结合，将医疗护理、文秘知识相互渗透，以适应社会发展对护理人员的新要求，提高护理及护理管理的质量和效率。护理文秘主要研究护理管理、公务文书写作、现代文秘的日常工作、医护工作常用文书写作、护理论文写作等。护理文秘知识贴近学生、贴近岗位，既适合在校护理专业的学生学习，也可为广大护理工作者提供参考与借鉴。

一、护理文秘的含义

护理学是一门以自然科学和社会科学为理论基础，研究有关预防保健、治疗疾病及康复过程中护理理论、技术及发展规律的综合性、应用性学科。护理具有诊断处理人类现存的、潜在的健康问题，帮助患者提高自理能力的独特功能。

秘书是领导者身边的综合辅助者和公务服务者，是以辅助决策、综合协调、沟通信息、办文、办会、办事为主要职能的参谋助手。社会上对秘书人员的称谓很多，如文秘、文书、文员、助理等。

21 世纪医疗卫生事业飞速发展，为研究护理文秘提供了适宜的气候和土壤。护理文秘在临床护理中越来越被人们重视，其重要性日益凸显。作为一门新型的综合性学科，护理文秘将护理管理、公务文书写作、现代文秘的日常工作、医护工作常用文书写作和护理论文写作等知识完全融入或渗透到护理工作中。因此，护理文秘是一门融护理学知识和文秘知识为一体的、医文渗透的新型综合性学科。

护理文秘既有普通文秘的通用性，又有普通文秘不可替代的专业性，因此，护理文秘既不是普通意义上的文秘，也不是"护理"和"文秘"的简单组合。它既有普通文秘的通用性，又有普通文秘不可替代的专业性。

高素质秘书短缺

在 2013 年的很多人才招聘会上，许多外企和大型企业高薪诚聘总裁秘书、行政秘书、总裁助理的广告随处可见。应聘者虽多，但满足要求的高素质秘书仍然难以寻觅，这让许多招聘者倍感头疼。

有资料显示，在我国各企业中，80%以上的秘书没有受过专门培训。中国高教秘书协会副会长范立荣说：随着社会发展，我国秘书行业已形成庞大的社会职业群体，凡是从事办公室程序性工作、协助政务的人员都可称为"秘书"。与此同时，秘书的职能也在发生变化。过去秘书只是打打字、发发文件，当今快速发展的社会对秘书的要求越来越高。特别是我国加入世贸组织后，为适应经济全球化、信息网络化的国际大环境，秘书经常要参与制订工作计划，在职权范围内协助处理政务、商务，有时还要参与工作决策，已经成为上司的特殊助手。

有关人士认为，一名优秀的高素质秘书应懂得两三门外语，会计算机，能熟练运用互联网，具有较强的组织活动能力、语言表达能力、人际沟通能力、获取新知的能力及团队合作能力。

二、护理文秘的研究内容

（一）护理管理知识

护理管理是护理工作的一个重要组成部分。只有掌握了护理管理知识，才能把握现代护理发展的方向和趋势。护理工作在现代医院中占有重要地位，护理工作质量的优劣直接反映护理管理的水平，体现医院的工作效果，影响医院的声誉。护理管理主要研究护理管理的重要性和护理管理的基本职能。

（二）公务文书写作

掌握公务文书的写作是学好护理文秘的基本条件。撰写通知、通报、报告、请示、批复、函、会议纪要等是护理实践中经常要接触的工作。掌握公务文书的格式要求及写作方法，对医护工作常用事务文书、护理论文的写作等都有一定帮助。如果对一般公务文书写作知之甚少，甚至一无所知，在护理论文写作或护理管理工作中就会一筹莫展。因此，学习护理文秘首先要学习公务文书写作。

一般公务文书写作均要求内容清楚、篇幅简短、文笔朴实、内涵明晓、行文通畅，格式及书写要求规范统一。医护工作常用事务文书写作和护理论文写作均以公务文书写作为基础，因此，研究和学好公务文书写作，对护理文秘工作能起到举一反三、管中窥豹的作用。

（三）现代文秘的日常事务及专项活动

现代社会将秘书称为综合性、辅助性的"管理人才"。秘书活动涵盖范围相当广泛，诸如公务文书写作与处理、日常事务与礼仪、信息管理、印章管理、调查研究等，都属于秘书活动的范畴。

（四）医护工作常用事务文书写作

医护工作常用事务文书包括计划、述职报告、护理记录、护理规章制度等。充分了解计划、述职报告的含义、特点、作用以及结构和写法，把握其关键，对提高工作能力、改进工作方法、改善工作作风等起着重要作用；正确理解护理记录的含义，牢牢把握护理记录的特点，准确书写护理记录，为护士交班提供书面凭证，为医生诊断和治疗提供有价值的依据；掌握述职报告和护理规章制度的写作方法等，亦是对护理文秘工作人员的基本要求。

（五）护理论文写作

护理论文具有一般论文的共性，但因其专业特点，故又有其独特的个性。研究护理论文最为重要的环节是把握住护理论文的特点，即用科学的态度和方法展示其科学性；以作者的专业素养和论文内容显示其学术性；继承精华、填补空白，推翻已有的结论、提出新见解，以表现创造性；字里行间渗透作者思维的严密、结论的正确，传达其理论性。

第二节　学习护理文秘的意义

一、满足医学模式转变对护理人才的需求

随着医学模式向生物—心理—社会医学模式的转变，21 世纪对护理人才的综合素质提出了更高的要求。现代护理学在历经以疾病为中心的发展阶段后，护理的功能从疾病护理逐步拓展为"预防疾病、维持生命、减轻痛苦、增进健康"。护士的职责从单纯、被动地执行医嘱和护理患者，逐步转向从患者整体的健康出发，综合考虑服务对象的生理、心理、社会、精神、环境等各方面的健康需求，运用护理程序和医学知识帮助其预防疾病、增进健康，最大限度地使患者达到生理、心理、社会平衡和适应。这些转变对现代护理工作者提出了更高的要求，要求现代护理人才是立体的、全方位的。

在现代护理工作中，仅具备护理技能还不能完全胜任护理工作。一个护理工作者在工作中干得是否出色，关键在于其综合素质的高低。现代护理工作者只有认真学习护理文秘理论，并在实践中加以运用，才能更好地完成本职工作，肩负起时代赋予的使命。

二、有利于协调护患关系和处理各种矛盾

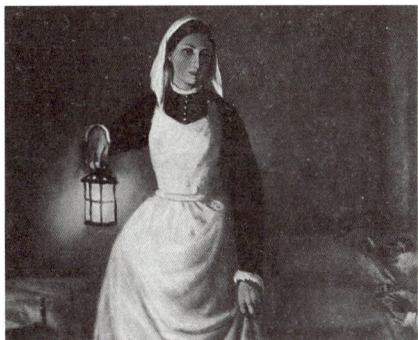

南丁格尔曾说："护理是一门艺术，进行艺术创作，需要全身心付出，精心准备，如同画家或雕刻家创作艺术作品那样。由于护理的对象是人，因此我必须说，护理是一门最精细的艺术。"现在看来，南丁格尔当时对护理艺术的感悟，就是现在提出的人文关怀。护理工作应该充满人文关怀和人情温暖。护士要做到的不仅仅是减轻病人肉体上的痛苦，更应从思想和情感的层面体现出真诚的人文关怀。

护理工作的对象是不同职业、不同年龄、性格各异的人，护理人员的人性化服务体现在每一个细微之处。往往护士一个得体的称呼、一个友好的微笑、一句温暖的语言、一句亲切的问候、一次超越病人期望的服务等，都可起到药物无法替代的作用。护士仪表端庄、举止大方能给患者以信任的感觉；护士镇静的目光，可以给恐慌的患者带来安全感；护士鼓励的目光，可以使沮丧的患者重建自信。可见，护理工作的好坏往往体现在细节当中。据有关统计，88.3%的患者投诉可归入人文服务范畴（主要表现在医患沟通、环境及饮食质量、服务态度、责任心、服务规范等方面）。因此，人性化服务是取得患者信任、建立良好护患关系的关键。

读一读

近代护理专业的鼻祖——南丁格尔

弗洛伦斯·南丁格尔（Florence Nightingale）1820 年 5 月 12 日生于意大利佛罗伦萨一个富裕家庭，后随父母迁居英国。1850 年，她不顾家人反对，前往德国学习护理。1854—1856 年，英、法、土耳其联军与沙皇俄国在克里米亚交战，由于医疗条件恶劣，英军伤病员死亡率高达 50%。南丁格尔率领护理人员奔赴战地医院，通过健全医院管理制度、提高护理质量，在短短数月内把伤员死亡率降至 2.2%。当地士兵亲切地称她为"提灯女神"。

1860 年，南丁格尔在英国圣多医院建立了世界上第一所正规护士学校。她撰写的《医院笔记》《护理笔记》等主要著作成为医院管理、护士教育的基础教材。由于她的努力，护理学成为一门科学。她的办学思想由英国传到欧美及亚洲各国，南丁格尔因此被誉为"近代护理专业的鼻祖"。

在护理工作中，护士不仅要与患者打交道，还要与形形色色的患者家属及其亲朋好友打交道，也不可避免地要接触上级、下级、兄弟单位、各种来访者，这就要求护士除了要掌握基本的护理技能外，还要学会处理日常接待、迎来送往等诸多事情。例如电话怎么接听，迎送患者、客人有哪些基本礼仪，乘车、就餐有哪些礼仪等，只有处理好这些看似普通、琐碎的事情，才能最大限度地发挥人文关怀的作用，沟通协调好护患关系，处理好人与人（上级、同事、下级、家庭成员等）、人与社会（科室、医院、兄弟单位等）的关系，才能逐步提高自身修养，培养内在气质，塑造全新人格，成为合格的现代护理工作者。

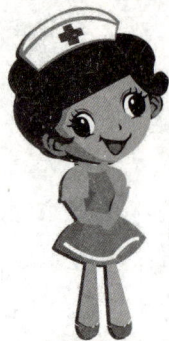

微笑服务从我做起

想一想

"稀饭有点烫，慢一点吃。"这是某省立医院神经内科护士崔梦一边喂患者吃早饭一边小心叮嘱患者。此患者因脑出血住院，子女都在外地工作，以前要每天花 150 元请护工，现在都是护士在照顾。每天崔梦除了为患者提供专业的护理外，还要照顾患者的生活，包括喂饭、洗脸、梳头、刮胡须、剪指甲、翻身、拍背等。崔梦和其他护士轮班对患者实行 24 小时护理。

问题： 你认为崔梦这样做对协调护患关系和缓解护患矛盾有哪些帮助？

三、提高信息管理和工作总结能力

现代社会是一个信息高度发达的社会，目前我国有关医学的书籍、期刊杂志种类之多、数量之大是前所未有的，高度发达的互联网也载有丰富的医学资料。面对如此多的信息，护理工作者首先要学会信息的获取输入。摘录、记笔记、上网下载都不失为收集信息的好办法。在日常的护理工作中，要学会通过多途径进行信息收集，如仔细阅读医嘱、认真书写护理记录、专心观察患者病情、经常和同行交流等。待集腋成裘后，还要学会筛选、复核，探索事物的规律，找出事物的要点，"去粗取精，去伪存真"，为我所用。待信息积累到一定程度后，自然就会有整理、发挥、总结和创造的欲望。信息是借鉴的，总结和创造是内在的，有了内在的动力，又有了外在的条件，总结和创造就好比水到渠成、瓜熟蒂落。在长期的工作实践中，积累—筛选—总结，周而复始，就能保证工作质量，提高工作能力，加快工作效率。

四、提高写作能力及综合素质

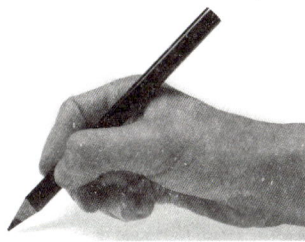

当人类发明了文字，就产生了写作行为。随着人类文明的高度发展，写作在日常生活中变得越来越重要，它日渐渗透到人们生活中的方方面面，不仅是一种书面表达方式，而且成为一种重要的行为方式。社会文明程度越高、科学技术越发达，对人们的写作能力要求也越高。古往今来，凡在事业上有所建树的科学家，他们大都具有渊博的知识、深厚的语文基础和较强的写作能力，如我国古代的科学家张衡、郦道元、祖冲之等，他们不仅在

各自的科学领域里有着重要的发明和发现，而且还将这些发明和发现写成了重要的科学研究著作，推动了人类的进步和社会的发展。但我们也看到，现在有些医学院校的毕业生，尽管学习了专业基础和专业课，但仍写不好本专业常用的文章；有些人甚至从事专业工作多年以后，所写的护理记录、计划、述职报告等仍然问题百出；即使接受过医学论文写作培训的学生，也往往写不出高质量的论文。

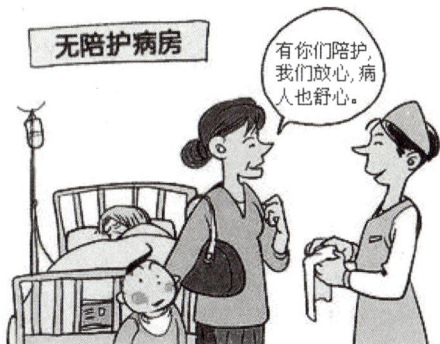

现代社会要求护理人员必须是综合素质较高的人。一个护理工作者要适应工作、熟悉工作、掌握工作的方方面面，处理好各种人际关系，在激烈的竞争中立足，在现代和未来的事业中取得成就，个人的基本素养、写作能力、信息管理能力等都起着举足轻重的作用。因此，只有学好护理文秘知识，才能提高自身的写作能力和综合素质。

第三节　护理文秘的主要特点

一、创新性

20 世纪 80 年代末，人们在实践中逐步认识到写作在医护工作中的重要作用，相继在 20 世纪 90 年代初到 21 世纪初，出版发行了《医学写作》《医用写作》和《医学写作指南》等书，在书中分别介绍了医学类文章的写法，为医护学生在写作方面提供了很好的指导和

帮助,但对于护理工作者如何适应形势,做合格的当代护理人却鲜有阐述。护理文秘除了介绍公务文书、医护工作常用事务文书、护理论文的写作方法外,对现代文秘的日常事务及礼仪、专项活动等都进行了阐述,并结合护理工作的实际,介绍了护理管理等新知识,这些都是护理文秘的创新之处。

二、实用性

护理文秘涉及的知识面广,内容贴近学生、贴近社会、贴近岗位,这决定了护理文秘的实用性。公务文书写作、医护工作常用事务文书写作、秘书的日常工作事务以及礼仪等几乎贯穿了护理工作的各个环节。

三、指导性

过去人们对护理工作的认识,往往只停留在"护理患者,帮助其恢复健康"方面,而忽略了护理工作的综合性;对护士工作的认识,往往只是停留在注射、发药等日常工作上,而忽略了它更为重要的职能。护理文秘则对护理工作做了一个全新的诠释,从观念上指导人们重新认识护理工作,并对护理工作的其他职能,如公务文书写作、护理管理、秘书的日常工作、护理论文写作等进行了全面阐释,对护理工作者有很大的指导作用。

案例分析

作为一名护理秘书,小李需要掌握护理管理、公务文书写作、现代文秘的日常事务及礼仪、医护工作常用文书写作、护理论文写作等基本知识,才能胜任此项工作。

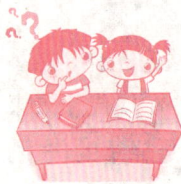

课后习题

简答题

1. 护理文秘研究的主要内容有哪些?
2. 简述学习护理文秘的意义。

第二章　护理管理

【引　言】

护理管理是护理工作的重要组成部分。在大量的护理实践中，护理人员需要运用科学管理的方法，组织执行护理职责和完成护理任务。

【学习目标】

- ❖ 掌握护理管理的含义
- ❖ 了解护理部的作用与管理职能
- ❖ 熟悉护理管理的基本职能

案例引导

张丽是一名护理本科毕业生，工作 5 年后就被调到某医院外科一区担任护士长工作。刚当上护士长，张丽工作很努力，也特别辛苦。每天她不是帮助主班护士处理医嘱，就是帮助治疗护士静脉输液，或者是去修理病房掉下来的窗帘或不好用的水龙头。有时这件事还没干完，又急急忙忙地去做另一件事，有时跟护士谈话就忘了自己准备做的事了。看着她忙碌的身影，病房的护士们都批评张丽是一名不称职的护士长。

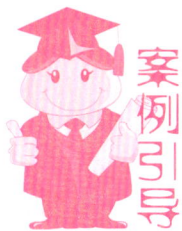

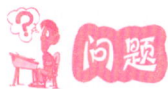

问题

为什么张护士长如此辛苦的工作，而护士们却认为她不称职呢？

第一节　护理管理概述

一、护理管理的含义

护理管理是为了提高人们的健康水平，系统地利用护士的潜在能力和其他有关人员或设备、环境以及社会活动的过程。美国护理管理专家 Gillies 指出，护理管理是使护理人员为患者提供照顾、关怀和舒适的工作过程。Gillies 认为护理管理的任务是通过计划、组织以及对人力、物力、财力资源进行指导和控制，为患者提供有效而经济的护理服务。

二、护理管理的重要性

（一）护理管理是医院工作的重要环节

护理管理是医院管理的重要组成部分，其作用是可以使护理系统得到最优运转，提高护理质量，保证高质量医疗任务的完成；可以使门诊和病房井然有序、整洁安静；可以使各种设备、物资随时保持在备用的状态；使病人接受准确、及时而连续的治疗和护理；促使各科室之间、医护之间协调工作；促使护理人员在教学、科研及预防保健中发挥作用。

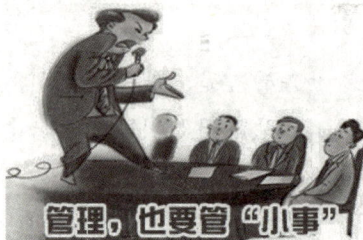

管理，也要管"小事"

（二）护理管理是提高护理工作技术水平的保障

护理管理与护理技术工作同等重要，两者在护理工作中相辅相成，缺一不可。管理贯穿在护理工作所涉及的方方面面，如对门诊、住院病人的管理、治疗及休养环境的管理等。因此，从广义上讲，护理人员均具有管理的职责，应在护理中加强管理工作。在我国护理事业的发展过程中，提高护理专业技术水平非常必要，而护理管理的加强和发展则是提高专业技术水平的重要保障。

第二节　护理管理的基本职能

管理职能是指管理的职责和功能，是管理者在管理活动中应当承担的职责和任务，是管理活动内容的理论概括。它包括计划、组织、人员管理、领导和控制五项基本职能。

一、计划

（一）计划的概念

计划是指为了实现组织目标而对未来的行动进行计划和安排，是全部管理职能中最基本的一项职能。计划的中心任务是确定组织的目标和实现目标的具体方案，通俗地讲，计划就是一个组织要做什么和怎么做的行动指南，主要包括工作的具体目标、内容、方法和步骤等，如：护士为病人制订的"护理计划"、护士长制订的"全年工作计划"等。

国外管理学家提出制订计划的"5W1H"过程，就是预先决定做什么（what），论证为什么要做（why），确定何时做（when）、何地做（where）、何人做（who）以及如何做（how）。其基本含义就是确定目标和实现目标的途径。

（二）区域卫生规划

《中共中央、国务院关于卫生改革与发展的决定》指出："区域卫生规划是政府对卫生事业发展实行宏观调控的重要手段，它以满足区域内全体居民的基本卫生服务需求为目标，对机构、床位、人员、设备和经费等卫生资源实行统筹规划、合理成本配置。"区域卫生规划以保护和增进区域内全体居民的健康为目的，以满足区域内全体居民的基本卫生服务需求为目标，周期一般为5年。开展区域卫生规划的核心是优化配置卫生资源。

想一想

一天，某省级医院的护士长孙婷给院长打来电话，要求院长立即作出一项新的人事安排。从孙婷急切的声音中，院长感觉到可能发生了比较重大的事情。

院长让孙婷马上过来找他。孙婷走进院长的办公室，递给院长一封辞职信，并说："院长，这个护士长我干不下去了。我有两个上司，他们每个人的要求不同，但都要求优先处理。比如，昨天早上7点40分的时候，我在护士办公室的办公桌上发现了一张纸条，是医院护理部主任给我的，她要求我在上午10点钟之前准备好一份床位使用情况报告。我知道，准备这样一份报告至少要花一个半小时才能写出来。20分钟以后，我的直接主管，普外科刘主任走进来，问我为什么手下的两名护士都不在班上。我告诉他是白主任（外科大主任）从我这要走了这两名护士，他说急诊外科手术正缺人手，需要借用一下。刘主任听后非常生气，叫我立即让这两名护士回普外科，还说一个小时以后回来检查我是否把这件事办好了。我尽最大努力想把我的工作做好，可这种事每天都在发生，我实在是干不下去了。"

问题：你认为该医院的组织结构有没有问题？案例中有人越权行事了吗？

二、组织

（一）组织的概念

组织是为了达到某些特定目标，经由分工与合作及不同层次的权力和责任制度而构成的人的集合。这个含义具有三层意思：① 组织必须具有目标；② 组织必须有分工与合作；③ 组织要有不同层次的权力与责任制度。

组织工作的主要内容包括：① 根据组织的规模和任务设计组织结构；② 明确相应的职责、任务和权力；③ 建立健全各项规章制度等。

（二）医院组织系统

根据我国医院组织不同的职能作用，将组织系统分为：

1. 党群组织系统

党群组织系统包括医院党委（党支部）、党委办公室、工会、共青团、妇联、纪律检查委员会、组织部、宣传部、统战部等。

2. 行政管理组织系统

行政管理组织系统包括院长办公室、医务科、科教科、护理部、设备科、计财科、总务科、门诊部等。

3. 临床业务组织系统

临床业务组织系统包括内科、外科、妇科、儿科、五官科、皮肤科、中医科等。

4. 护理组织系统

护理组织系统包括门诊、急诊科、各病区、手术室、供应室及有关医技科室护理岗位。

5. 医技组织系统

医技组织系统包括药剂科、检验科、放射科、理疗室、心电图室等。

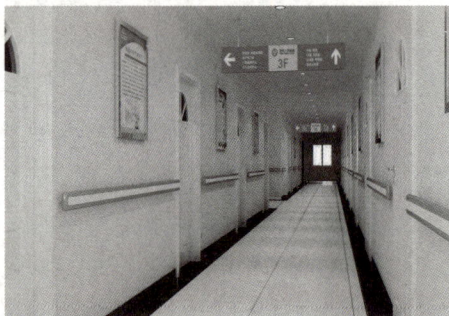

（三）护理管理组织系统

1. 卫生行政护理管理组织机构

（1）卫生部护理管理系统

国务院卫生部下设的医政司护理处，是卫生部主管护理工作的职能机构，负责为全国城乡医疗机构制订有关护理工作的政策、法规、人员编制、规划、管理条例、工作制度、职责和技术质量标准等；配合教育、人事等部门对护理教育、人事等进行管理；通过卫生部护理中心进行护理质量控制、技术指导、专业骨干培训和国际合作交流。

（2）地方护理行政管理机构

各省、自治区、直辖市政府卫生厅（局）下设的医政处及地（市）、自治州政府卫生局下设的医政科，普遍配备了一名具有一定专业技术水平、有一定临床护理和管理经验的主管护师或主管护师以上技术职称人员，全面负责本地区的护理管理工作，有的配备了助手，部分县（区）卫生局也配备了专职护理干部。地方护理行政管理机构与人员的职责任务是：在各级主管护理工作的厅、局长领导下，根据上级的精神和实际情况，负责制订本地区护理工作的具体方针、政策、法规和技术标准并组织实施；提出发展规划和制订工作计划，并检查执行情况，组织经验交流；负责听取护理工作的汇报，研究解决存在的问题；与中华护理学会的各分会互相配合，共同做好各项工作。

2. 医院护理管理组织系统

我国医院内的护理组织系统有过多次变更。20世纪50年代初，医院护理工作为科主任负责制，没有护理部，护理管理部门附属于医务部门。50年代末、60年代初建立护理部，负责管理全院护士。60年代中期，受"文化大革命"的影响，护理部再次瘫痪，严重影响了护理质量。1978年，卫生部发布《关于加强护理工作的意见》后，整顿了医院护理工作秩序，开始逐步完善了护理管理组织。1986年，在全国首届护理工作会议上，卫生部提出《关于加强护理工作领导，理顺管理体制的意见》后，全国各地医院建立健全了护理管理指挥系统，实行了"护理部垂直领导体制"，给医院护理管理学科发展带来了生机。医院相对独立的护理管理体制逐步完善，少数医院设了护理副院长，护理部从医务部中独立出来，成为医院的一个重要职能部门。

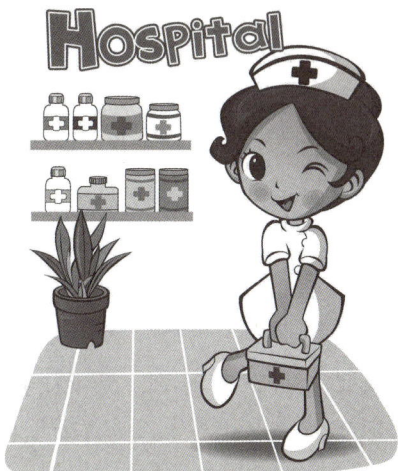

（1）护理行政管理体制

护理管理组织架构的基本要求是：根据卫生部规定，县和县以上医院及300张病床以上的医院设护理部，实行护理部主任、科护士长、病室护士长三级负责制；300张病床以下的医院实行科护士长、病室护士长二级负责制；100张病床以上或3个护理单元以上的大科，以及任务繁重的手术室、门诊部、急诊科设科护士长1名，在护理部主任领导和科主任业务指导下，全面负责本科的护理管理工作，有权在本科范围内调配护理人员。病房护理管理实行护士长负责制，病房护士长在科护士长领导下和病房主治医师配合做好病室管理工作。

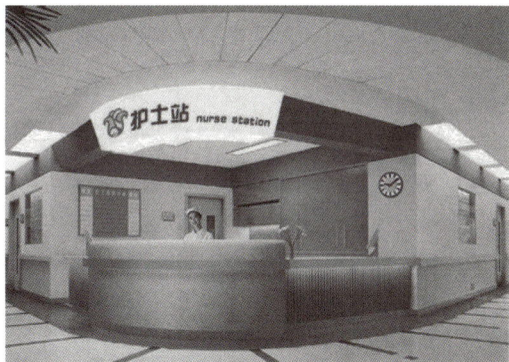

目前，我国医院护理管理体制主要有以下两种：① 在院长领导下，护理副院长—护理部主任—科护士长—病室护士长，实行垂直管理。② 在医疗副院长领导下，护理部主任—科护士长—病区护士长，实行半垂直管理。

（2）护理部的作用与管理职能

护理部是医院管理中的职能部门，在院长或主管护理的副院长领导下，负责管理全院的护理工作。它与医院行政、医务、教学、医技、科研等职能部门并列，在工作中各部门相互配合，共同完成医院各项工作。护理部主任一般代表护理系统参加医院院务会议和医院学术委员会、质量管理委员会、药事管理委员会、专业技术评审委员会等工作。因此，护理部是医院医疗质量提升和实现医院工作目标的关键。

一般来说，护理部的管理职能包括：

① 在院长（或护理副院长）的领导下，负责全院的护理业务和行政管理工作。

② 组织护理人员贯彻执行国家颁布的有关护理方面的法令、法规、方针和政策。

③ 制订全院护理工作发展规划，包括工作计划、质量标准、工作制度和检查考评护理管理标准等，并组织实施、定期检查与总结。

④ 按上级主管部门的要求，制订或修订护理技术操作规程和护理文件书写标准，如护理病历、各种记录单、表格、交班报告等。

⑤ 加强对护士长队伍的领导与建设，制订培养计划，提高其业务水平、管理能力以及处理疑难问题的能力，并进行临床护理工作及护理服务安全管理。

⑥ 负责对护理人力资源进行管理，合理调配护理人员，包括对护理人员奖惩、培训、晋升、晋级、考核、调动、任免等，提出建议，与有关部门研究，报院长审批执行。

⑦ 负责临床教学工作，组织领导对护理实习生、进修生的管理及全院各级护理人员的业务活动安排。

⑧ 组织全院护理人员参加护理科研和技术革新，开展新业务和护理科研成果转化工作，不断提高护理质量。

⑨ 建立护理人员的技术档案，指定专人负责记录、登记与保管。

（3）中华护理学会

中华护理学会是中国建立最早的专业学术团体之一。中华护理学会于 1909 年 8 月 19 日在江西牯岭成立，曾先后更名为中华护士会、中华护士学会、中国护士学会，1946 年更现名至今。会址亦经上海、汉口、北京、南京、重庆等多处变迁，1952 年定址北京。中华护理学会作为中国科学技术协会所属全国性学会之一，受中国科协和国家卫生部双重领导，其总会设在北京，全国 31 个省、市、自治区和香港、澳门特别行政区均设有地方护理学会。

中华护理学会的宗旨是：遵守国家宪法、法律和法规，执行国家发展护理科技事业的方针和政策。崇尚护理道德，坚持民主办会原则，提高护理科技工作者的业务水平，促进护理学科的繁荣和发展，充分发扬学术民主，依法维护护理工作者的合法权益。学会的最高领导机构是全国会员代表大会。在会员代表大会休息期间，理事会是执行机构。理事会选举理事长、副理事长、秘书长及常务理事组成常务理事会。总会下设学会办公室、学术会务、期刊编辑、继续教育和财务管理等职能部门，承办日常工作。

中华护理学会的主要任务是：组织广大护理工作者开展学术交流和科技项目论证、鉴定；编辑出版专业科技期刊和书籍；普及、推广护理科技知识与先进技术；开展对会员的继续教育；对国家重要的护理技术政策、法规发挥咨询作用；向政府有关部门反映会员的意见和要求，维护会员的权利，为会员服务。

三、人员管理

（一）护理人员管理的含义

人员管理是指对人力资源进行有效开发、合理配置、充分利用和科学管理，以充分发挥人力作用，更好地完成组织各项任务的管理活动。

护理人员管理是卫生服务组织为提高服务质量，实现组织目标，利用护理学及相关学科知识，对组织中的护理人员进行规划、培训、开发和利用等管理活动的过程。

护理人员管理的主要内容包括：护理人员的工作分析、人力资源规划、招聘与选拔、职业生涯管理、培训与开发、绩效管理、薪酬管理等。

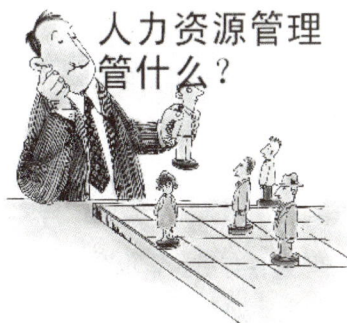

（二）护理人员管理的意义

随着社会主义市场经济体制的建立和逐步完善，医院改革面临的主要矛盾是医疗卫生资源的浪费和医院补偿不足并行，改革的思路是充分利用现有的、有限的卫生资源，建立优质、高效、低耗、富有生机和活力的运行机制。为此，很多医院确定了紧缩编制、定员定编、减员增效等原则，这势必会影响护理人员的编制。护理人员资源管理的意义就在于在护理人员紧张的情况下，能保证每位护理人员都被合理使用，并取得令人满意的护理效果。

护理人员管理是一个过程，它主要包括制订人员管理规划、增加或减少护理人员，对在职的护理人员进行合理安置、培训及考核，并根据考核结果决定晋升或奖惩。只有采用合理、科学的人员编制测算方法，对护理人员管理进行科学规划，才能保证编制数及群体结构中各类人员配置合理。只有通过对护理人员的绩效考核，才有利于发现、选聘出优秀的护理人才。可以根据考核结果为他们安排合适的岗位，并给予相应的待遇，做到人尽其才，调动他们的积极性、主动性和创造性。绩效考核也能激励护理人员以更高的工作热情和责任感投入到为患者服务的工作中。只有通过人员管理，才能利于护理人员的合理流动，以适应不断改变的形势需求。

（三）护理人员管理的原则

1. 系统化原则

护理人员管理工作是一项系统化的工程，护理人员的筛选、配备与使用、培训及考核之间是相互联系、相互作用的系统，是紧密联系的整体。通过考核，才能选聘到优秀的护理人员，才能对护理人员进行合理使用，才能为护理人员的奖惩提供依据；考核的结果也有助于决定护理人员的培训内容与目标。因此，管理者应重视选聘—使用—培训—考核之间的有机结合。

2. 公平竞争原则

管理者是否能做到公平，对其下属的工作积极性及工作态度有很大的影响。在选聘使用、晋升职务、推荐进修、委派任务时，只有奉行公平竞争的原则，为护理人员提供一个公平竞争的环境，才能选到最合适的人才，也才能充分调动护理人员的积极性和创造性。

3. 扬长避短原则

人各有所长，也各有所短。管理者在管控的过程中，应遵循扬长避短的原则，以发扬人之长，避免人之短，使每个人都能在自己的岗位上发挥最大的才能，以保证获得最佳的护理效果。若一护士反应敏捷、技术操作娴熟，可以将其安排到急诊科、手术室或重症监护病房工作；若一护士业务能力强、技术操作娴熟，但不具备管理能力，就不能将其安排到护士长的岗位上。

4. 责、权、利一致原则

责，即所承担的责任；权，即权力；利，即利益和待遇。在人员管理过程中，管理者必须遵循责、权、利一致的原则。权力大的人必须承担起所负的责任，同时也必须拥有相应的利益和待遇；反过来说，也只有拥有了权力，才能担当起所负的责任。相应的利益和待遇可以调动人的积极性，保证工作顺利完成。因此，管理者必须保证责、权、利相一致，避免责、权不明和责、权、利相矛盾。

5. 明确职责原则

护理部主任、护士长、护士及护工均有自己不同的职责。在人员管理过程中，要求各级护理人员都要明确自己的责任和任务，了解自己工作的重要性。这样不仅可以保证护理工作的完成，也有利于对护理人员进行考核与培训。

（四）护理人员的合理使用

确定了实现护理目标所需要的护理人员数量后，如何科学地使用他们，使其每个人的聪明才智得以发挥，并且保证最大限度地发挥护理群体的效能和提高工作效率，是摆在护理管理者面前的又一重要课题。因此，护理管理者必须做到合理使用护理人员。

1. 实行竞争上岗，充分体现护理人员的价值

在坚持国家技术干部任职条件的基础上，应打破专业技术职务聘任终身制的做法，按各科室规定的岗位、职位数进行聘任，实行民主、公开、平等、竞争、择优的原则，真正做到分层使用，充分体现护理人员的自身价值。这不仅有利于增强护理人员的自信心和调动护理人员的工作积极性，而且有利于护理队伍的稳定。

2. 严格执行奖惩制度，激发工作积极性

护理工作的性质决定了护理人员必须要有高度的责任心，稍有疏忽就会威胁到患者的生命。因此，管理者在加大教育力度的同时，还应该严格执行奖惩制度，对工作成绩突出者，给予表扬、奖励，促使每位护理人员都能明确自己的职责，更加努力地工作；对存在缺点的护理人员应及时批评，指出其错误，并要让被批评者明白，不满意的只是他的工作，这样才能使被批评者乐于接受批评，并避免同样错误再次发生。

3. 明确护理岗位职责，真正做到责权统一

在我国部分医院，从事非护理工作的人员占用护理编制的问题仍然存在，这不仅造成了真正从事临床护理工作人员的短缺，也间接影响了护理质量。要合理使用护理人员，就必须与医院管理部门合作，下大力气解决此类问题。

4. 使人员合理流动，保证护理组织的结构优化

从护理岗位总的编制人数来看，护理人员是短缺的。但具体到每个护理岗位，却存在忙闲不均的问题。有的护理岗位人员超编，有的护理岗位却人员短缺。解决此类问题的关键是护理管理人员要树立全局观念，对护士的整体情况做到心中有数。

有些科室可能由于开展新业务、新技术，导致非预期的患者数增加；或由于护理人员突发疾病、适逢假期等，导致暂时性的人员相对不足。管理者应及时协调科室间的护理人力，保证工作量大、危重患者多的科室能够得到合理的人力支持。此外，还应注意解决护理人员老化的问题，及时更新护理队伍，保证护理组织的结构优化。

服务患者，是中心人存在的唯一理由.

5. 科学排班，提高护理质量

为了合理、有效地使用护理人员，保证其工作到位，管理者应根据本科室的人员结构和工作性质科学排班，这样做不仅保持了各班工作量的均衡，使患者得到及时、正确的治疗和护理，而且保证了在一定时间内护理人员的稳定，也保障了护理人员休息及学习的时间。

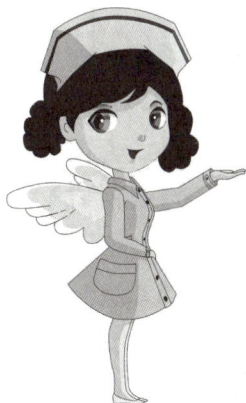

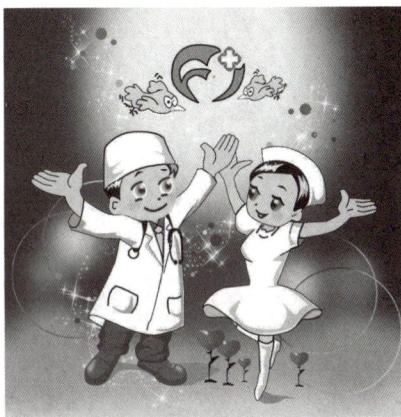

想一想

　　徐进是某大医院急诊科的护士长。她是一个随和的人，总是在物质和工作上帮助她的下属。护理人员向她借钱、请她帮忙顶班是常有的事，每件事都在顺利进行。护士小刘在过去的几个月经历了许多个人问题。小刘的丈夫下岗了，她的儿子又于2个月前被诊断为白血病，小刘对自己的现状感到非常沮丧和无奈。

　　科室护理人员绩效评价开始了，护士长决定尽自己最大努力帮助小刘。由于医院的奖金与科室和个人的绩效考评结果紧密挂钩，护士长将评价项目中的所有指标都给小刘评为优秀，虽然小刘在许多方面都比不上一般护士。护士长向小刘解释自己给她那么高评价的原因，小刘满怀感激之情离开了护士长办公室，并向自己的亲戚朋友宣传自己多么有幸遇到这样的好护士长。但是其他护理人员知道这件事情后，却对护士长很不满意，工作也没以前积极了。

　　问题：

　　1. 从管理者的角度看，该医院的护士评价实践可能存在哪些操作问题？

　　2. 护士长的绩效评价做法会给科室其他护理人员带来哪些消极影响？

四、领导

　　领导是指管理者通过影响下属达到实现组织和集体目标的行为过程，其目的是使下属心甘情愿地为组织目标而努力。领导职能在护理管理中的作用主要体现在以下几个方面。

（一）确定护理组织目标和科学决策

　　护理管理的领导职能之一是建立护理组织机构、制订计划、确定目标、配备护理人员以及实行有效的护理质量控制等。

（二）激励并调动护士的积极性

　　护理组织是由具有不同需求和态度的护士组成，护理领导的关键是对他人的影响和引导，把护理组织中护士的精力引向组织的目标，并使他们热情地、满怀信心地为实现护理组织目标而努力工作。

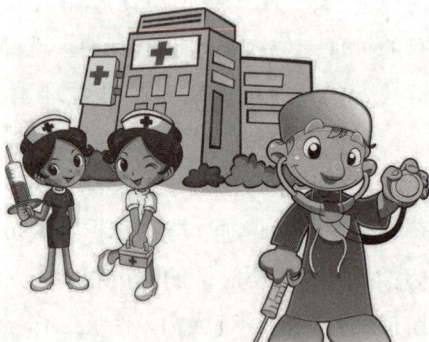

（三）建立良好的护理组织氛围

护理组织是一个复杂的系统，护理组织的领导应在护理组织的目标体系、利益构成以及人际关系等方面发挥良好的引导、协调和沟通作用，有效地协调各科室、各级各类护理人员的活动，改善组织中的人际关系，营造良好的组织氛围，促进各项护理工作顺利开展。

想一想

学护理的小林在大学毕业后，被分在普外科病房工作。几年后医院护理部进行人员调整，领导决定派她到胸外科担任护士长。原来的老护士长因没有文凭而被调到其他科室。老护士长在原科室工作了十多年，取得了一定成绩，深受科室同志的好评，只因一纸文凭被迫下台，心里很有想法。为此在新护士长上任时，她没有交班就离开了原科室。新护士长面临了很大的困难：业务不熟、管理工作不熟、人员不熟、与科主任的关系不熟，但任命已经下来，只好硬着头皮接下了这份本应高兴却实在令人担忧的工作。护士长所面临的情况：自己31岁，科室里还有4位护士年长于她，其他12名护士较年轻，性格较为内向，从未干过管理。

问题：如果你是这位新护士长，你该如何应对这种局面？

五、控制

控制是管理者按照制订的计划和标准，监督检查工作的执行情况，规范组织行为，使其与组织计划、目标和预期的成效标准一致的系统行动过程。控制有三种基本类型：

（一）前馈控制

前馈控制也称预先控制、预防控制，是最为经济的一种方法，能防止所使用的各种资源在质和量上产生偏差。例如，某三甲医院只招聘有护士执业证书且身体健康的护士，这种前馈控制有利于减少在岗护士因无资质或疾病导致的生产力低下等损失。

（二）同期控制

同期控制也称过程控制、同步控制。同期控制适用于基层管理人员，尤其适用于需要快速做出反应的工作，如顾客投诉、产品服务（包括售前、售中和售后）等，这类问题复杂多变，预先控制防不胜防，只有做好现场控制，随机应变，才能达到目标。各级护理管理人员的现场检查、督导，科室护士长的每日查房等都属于同期控制。同期控制也适用于员工的自我控制，例如，护士在配置静脉输液时发现药液有沉淀，立即停止配液并与临床药师联系，请求对药物质量进行鉴别就属于同期控制。

（三）反馈控制

反馈控制又称后馈控制、事后控制。反馈控制通过分析工作的执行结果，并与控制标准相比较，发现已经产生或即将出现的偏差，分析其原因和对未来的可能影响，及时拟订纠正措施并予以实施。在护理管理中，护理部每月的护理质量检查结果反馈，护理差错、事故的分析等均属反馈控制。

案例分析

张护士长对工作细节事必躬亲，沉浸在具体的事务性工作中，而对于护士们的部门管理事务考虑得不多，由此可能会造成护士之间分工不明确、责任不清、资源不能及时协调等各种需要及时管控和协调的问题，造成护理工作无序，影响工作效率和患者满意度。

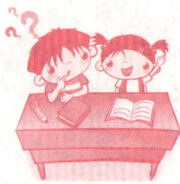

课后习题

一、填空题

1. 护理管理是为了_____，系统地利用_____和其他有关人员或设备、环境以及社会活动的过程。

2. 护理管理的基本职能包括_____、_____、_____、_____和_____五项。

3. 组织是为了达到某些特定目标，经由_____及不同层次的_____而构成的人的集合。

4. 控制包括_____、_____和_____3种基本类型。

二、选择题

1. 小马是内科的一名护士，工作表现突出，护士长经常指派她负责一些工作，但小马工作起来常畏手畏脚。护士长意识到其原因是没有给小马职权，于是任命小马为组长。从此以后，小马工作的积极性更高了。这种工作方式遵循的原则是（　　）。

A. 公平竞争的原则

B．责、权、利一致的原则

C．扬长避短的原则

D．系统化的原则

2．下列不属于护理部的工作内容的是（　　　）。

A．制订护理工作的发展规划

B．制订护理技术操作规程

C．指导护理和医疗业务工作

D．组织护生和进修人员的教学工作

三、简答题

1．怎样合理使用护理人员？

2．领导职能在护理管理中的作用主要体现在哪几个方面？

第三章　公务文书写作

【引　言】

护理工作中经常要接触公务文书写作,掌握好公务文书的格式及写作方法将为学习护理文秘及以后工作打下坚实的基础。

【学习目标】

❖ 掌握公务文书的概念
❖ 了解公务文书的特点
❖ 掌握公务文书的格式和常用公务文书的写作方法

案例引导

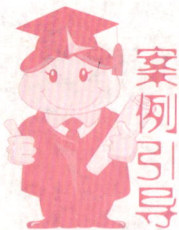

小张是一名刚从美国留学回来的工商管理本科生,到一家事业单位去应聘。应聘过程中,小张在翻译资料、英语对话等环节都轻松过关。可当最后考官让他写一个简单的活动通知时,却让小张大感为难。原来小张连中文通知的基本格式都不知道,结果在他写的通知中除了开头有"通知"二字外,完全是按英文"To（给谁）""From（来自于谁）"的格式罗列信息,并且掺杂了一些不必要的内容,语言表述也不准确。考官认为小张连通知都不会写,更不用说写公文了,最后只好遗憾地拒绝了这位海归。

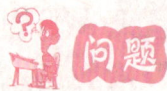

问题

你认为用人单位没有录用小张是否是吹毛求疵? 为什么?

第一节　公务文书的概述

一、公务文书的概念

公务文书（以下简称公文）,是指行政机关、社会团体、企事业单位在行政管理活动或处理公务活动中产生的,按照严格的、法定的生效程序和规范的格式制定的,具有传递信息和记录事务作用的载体。

二、公文的特点

（一）鲜明的政治性

公文具有特殊的内涵和独特的文体，所承载的内容具有明确的政治意图。我国现行的公文是贯彻党和国家路线、方针、政策的有效工具，鲜明的政治性是公文的特点之一。

（二）法定权力的制约性

公文只能由法定的作者发出。法定的作者指根据法律成立并能以自己的名义行使法定的权利和承担义务的组织和个人。公文具有制约性，例如：行政公文的命令对于接受者具有强制性，如果接受者不按命令处理，就会受到法律的制裁；经济公文合同对于缔约各方具有确定的制约性，如奖惩、期限等。

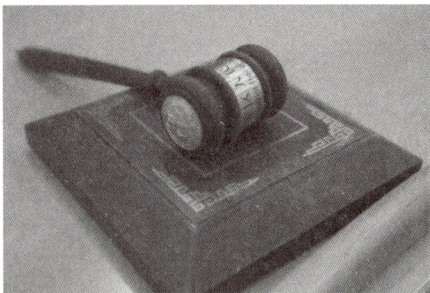

（三）内容的真实性

公文的内容总是有特定的指向，直接针对着某一具体、现实的公务活动，并对处理这一事务有直接的实用价值。因此，公文涉及的事实以及所引用的材料和数据必须真实，不得有任何虚假和错漏。

（四）严格的程序性

公文从起草、制作到发布，必须履行严格的程序，才能保证公文的完善和合法有效。公文制发包括起草、审核、签发、复核、印刷、用印、登记、分发等步骤，其程序严格。制发时若缺少其中任何一个环节，公文则不能成为真正的公文。此外，公文必须用印，只有盖了印章的公文才能正式生效，未盖印章的公文不具有法定效力。

（五）格式的规范性

公文是有一定格式的应用文。公文格式的规范性，是公文的本质特性。公文的格式分惯用的格式和法定的格式两种。惯用的格式是指约定俗成的，没有严格限制的格式，如普通公文中计划和总结的格式就属于此类。法定的格式则是指必须符合《国家行政机关公文处理办法》和《国家行政机关公文格式》的规定，严格按照格式写作。

第二节　公文的格式

公文格式即公文规格样式，是指公文各个组成部分的构成方式。公文在格式上要求极为严格，具有很强的规范性。国务院《国家行政机关公文处理办法》的通知中规定：公文一般由秘密等级、保密期限、紧急程度、发文机关、发文字号、签发人、标题、主送机关、正文、附件说明、成文日期、印章、附注、附件、主题词、抄送机关、印发机关和印发日期等部分组成。

一、眉首部分

1. 版头

版头是公文眉首部分的中心标识，是公文最重要的生效标志之一，通常套红，以示庄重。常用的公文版头形式有 4 种。

① 由发文机关名称加"文件"二字组成。例如：国务院文件。

② 只用发文机关全称或规范化的简称。例如：河南省人民政府。

③ 几个同级机关（如河南省人事厅、河南省科学技术委员会、河南省财政厅）联合发文，可用主办机关（河南省人事厅）的名称加"文件"二字作版头，如河南省人事厅文件，但发文机关署名应标联合行文单位的名称。

④ 有时根据工作需要，同一机关还可以制发专用公文版头，例如：××人民政府令、××人民政府任免通知。

为了保证公文的权威性、严肃性，除"公告""通告"不用公文版头外，其他各类公文均要使用公文版头。发文机关的公文版头一经确定，不可经常变动。

2. 发文字号

发文字号也称文号。发文字号由发文机关代字、发文年度（或称年份）和发文顺序号（或称序号）三部分组成。年度使用公元纪年，用阿拉伯数字，两侧用方括号"[ ]"，例如：国办发[2011]21号。几个机关联合行文，只标注主办机关发文字号。为保证发文字号规范，防止重号、漏印和错印，发文字号应由发文机关的文秘部门统一管理与编写。

3. 份号

这是标注同一公文正本份数的序号。《中国共产党机关公文处理条例》规定涉密公文应标注份数序号，标注时采用7位阿拉伯数字，其位置标注在文件首页左上角，例如：0000132，标识为本份文件的第132份。《国家行政机关公文处理办法》规定，份号仅在绝密、机密级公文中标引。

4. 秘密等级

秘密等级是指公文内容涉密的程度，标注在文件首页右上角。秘密等级分"绝密""机密""秘密"3种。涉密公文应标明秘密等级和保密期限，秘密等级的标识为一个五角星。

5. 紧急程度

紧急程度是对公文传递和办理速度的要求。行文时应根据公文的紧急程度，分别标明"特急""急件"等。公文标题内有"紧急"二字的，也应视为急件处理。

6. 签发人

许多文件，尤其是上报的公文，需要注明签发人，以示对所发文件负责。签发人应排在文头部分，即在版头红线右上方，编号的右下方，字体较编号稍小。

二、主体部分

公文的主体部分由标题、主送机关、正文、附件、发文机关、成文日期、印章、附注组成。

1. 公文标题

公文标题应当准确、简要地概括公文的主要内容。完整的公文标题一般由发文机关名称、公文主题（事由）和公文种类三部分组成。有时为了简明，也用非完全式标题。非完全式标题有3种形式：① 由公文主题与公文种类组成；② 由发文机关和公文种类组成；③ 只有文种。公文标题中除法规、规章名称加书名号外，一般不用标点符号。公文标题居中，在公文首页红色横隔线之下、正文之上各空一行排列。公文标题字数不宜过多，可视情况分一行或多行排列。

2. 主送机关

主送机关是指发文机关要求对公文进行办理或给予答复的机关。主送机关应使用全称或规范化的简称。主送机关应标列在公文标题的下方、正文之上，从左至右顶格书写，末尾加冒号。

3. 正文

正文是公文的主体部分，用来表达公文的内容，传达发文机关的意图。正文部分要把事情交待清楚，准确无误，观点鲜明，层次清晰。正文的位置在主送机关之下。

4. 附件

附件指附在正文后面的文件、材料、图像和声像资料等。附件应在正文之后、成文日期之前注明顺序和名称。

5. 发文机关署名

发文机关应当写全称或者规范化简称，例如：中共中央办公厅、中共福建省委等。发文机关的署名放在正文的右下方。

6. 成文日期

成文日期是公文形成或生效的时间标志，以领导人签发的日期为准。联合发文，以最后签发机关领导人签发的日期为准。会议讨论通过的公文，一般以讨论通过的日期为准。成文日期应当写明年、月、日，一律使用汉字书写，位置在发文机关名称的下方，例如：二〇一二年九月一日。

7. 印章

印章起证实公文合法效力和信用的作用，除会议纪要外，大部分文件的发文机关署名都应加盖印章。印章与公文版头一样，必须使用全称或规范化的简称。用印位置在成文日期的中间偏上，加盖印章要求"上不压正文""下骑年盖月"。

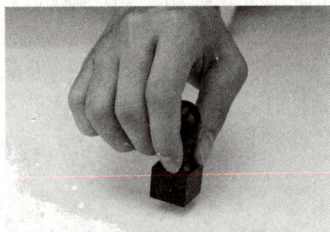

8. 附注

附注指需要附加说明的事项，如需要加以解释的名词术语，或用于表述公文的传达范围等。

三、版记部分

版记部分包括主题词、抄送机关、印发机关和印发日期、印发份数。

1. 主题词

主题词是经过处理的最能概括公文主要内容、说明问题、起关键作用的规范化名词或名词性词组，例如：人事任免通知、财务管理规定。主题词标注在附注下方，每两个主题词之间空1个字符的距离，不使用标点符号。主题词一般选用3~5个，按词义大小，从大到小排列。

2. 抄送机关

抄送机关是指除主送机关外，其他需要了解公文内容的机关，应标注在公文主题词下方、印发机关之上，上下用两条等宽的平行细实线作为界线。送往单位是上级机关列为抄报，是平级或下级机关列为抄送。

3．印发机关和印发日期

印发机关和印发日期位于抄送机关之下，用横线与印刷份数隔开。

4．印发份数

印发份数放在最后一行，并加括号。

【范　例】

标准的公文格式

想一想

在某市城管执法局送达的公文中有这样一则公文："经市政府同意，我局对我市城市道路经营性泊车管理项目进行技术改造更新……请你司于2009年1月10日前将国贸大道、紫荆路等22条路段上设置的原有咪表泊车位停车标志牌自行拆除。逾期不自行拆除，我局将组织人员予以强拆。"该公文的落款时间为2010年1月4日，文内时间却写明2009年。政府行政部门的公文闹出这样的笑话，让被处罚的公司不知如何是好。

问题：你认为怎么做能避免这份"晚产"公文的出现？

第三节　常用公文写作技巧

我国现行的行政公文有13种，包括命令、决定、公告、通告、通知、通报、议案、报告、请示、批复、意见、函、会议纪要。按行文方向划分，行政公文主要分为以下3类。

1. 上行文

上行文是下级机关向所属上级机关报送的公文，如请示、报告等。一般情况下，下级机关应和直接所属上级机关保持正常的领导与被领导关系，向直接所属的上级机关请示与报告工作。

2. 平行文

平行文是无隶属关系和业务指导关系的同级机关和非同一系统的机关与部门之间往来的公文，如函、议案、知照性通知等。

3. 下行文

下行文是上级领导机关向所属下级机关发送的公文，如命令、决定、公告、通告、通知、通报等。

一、通知

（一）通知的概念、特点和分类

1. 通知的概念

通知是上级机关用来批转下级机关、转发上级机关和不相隶属机关的公文，是传达要求下级机关办理和需要有关单位周知或者执行的事项、任免人员的公文。在行政公文中，通知是使用最广泛、使用频率最高的文种。

2．通知的特点

（1）功能的多样性

通知可以用来布置工作、传达指令、晓谕事项、发布规章、批转和转发文件、任免干部等，通知几乎具备下行文的所有主要功能。

（2）运用的广泛性

上至国务院，下至基层机关、企事业单位、社会团体，都可以发布通知。通知的内容也非常广泛，大至国家重大事项，小至单位内部一般事项。

（3）写作的灵活性

通知功能多样性的特点，决定了通知的写作方法非常灵活，行文不需过分拘泥于固定的结构，篇幅可长可短，结构亦可繁可简。

（4）应用的时效性

通知事项一般都要求立即办理、执行或知晓，不容拖延。另外，有的通知，如会议通知等，只有在指定的时间内才有效。

3．通知的分类

通知按其功能可分为指示性通知，事务性通知，发布性通知，批转、转发性通知和会议通知等 5 类。

（1）指示性通知

指示性通知在上级机关向下级机关布置工作、做出相应指示时使用。

（2）事务性通知

事务性通知用来传达、安排事务性工作，如调整机构、人事，安排假期等，都可以使用此类通知。

（3）发布性通知

除国家的法律用命令颁布外，其他文件，如讲话、规划、条例、规定、办法、细则、实施方案等，一般都用通知颁布。

（4）批转、转发性通知

本机关收到上级、下级或不相隶属机关的来文，有必要转给所属下级机关或其他机关，使其了解该文内容的，可使用批转、转发性通知。其中，将某一下级机关的来文转给所属下级机关的，用"批转性通知"；将上级、平级或不相隶属机关的来文转给所属下级机关的，用"转发性通知"。

（5）会议通知

会议通知是在召开比较重要的会议前，为了将会议的有关情况告知有关单位或人员而

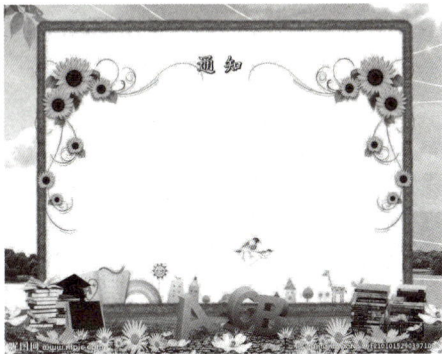

使用的通知。

（二）通知的结构及写作方法

通知由文首、正文、文尾构成。文首包括标题、主送机关；正文由通知缘由、通知事项和通知结语组成；文尾包括落款和成文日期。

1. 文首

（1）标题

通知的标题通常有两种形式，一种是由发文机关+主要事由+文种组成的三项式标题，如《国务院关于印发 2008 年工作要点的通知》；另一种是省略发文机关的两项式标题，如《关于××大学举办第十二届戏剧节的通知》。有时也可根据具体情况写明"联合通知""紧急通知""补充通知"，如《××市交通局关于道路限行的紧急通知》。

发布性通知和批转、转发性通知的标题比较特殊。首先，发布性通知的文件名称要出现在标题的主要事由部分；其次，批转、转发性通知所转发的文件内容要出现在标题中，如《××市××区教育局转发××市教育局、卫生局等部门关于加强学校卫生保健工作的通知》。

（2）主送机关

通知的主送机关有两种写法，一种是将若干主送机关的名称全部写上；另一种属于公开发布的普发性通知，则不写主送机关。

2. 正文

通知的正文一般包括三部分内容，即通知缘由、通知事项和通知结语。

（1）通知缘由

通知缘由主要是交待发布通知的背景、目的、理由等，为下文提出通知事项作好铺垫。通知缘由应简明扼要，文字不宜过多。

（2）通知事项

通知事项是通知正文的主体，要明确、具体地说明应知和应办事项，即工作的任务和要求。可采用分条列项式写法，用序号标明层次；也可采用分列小标题式写法，将通知内容分作几个方面，分别进行阐述。无论采取哪种方式，都必须做到条理清晰，便于领会、理解和执行。

（3）通知结语

结语一般写执行要求，经常采用"以上通知望认真执行""特此通知，望认真执行""本通知自下发之日起实行"等结语。

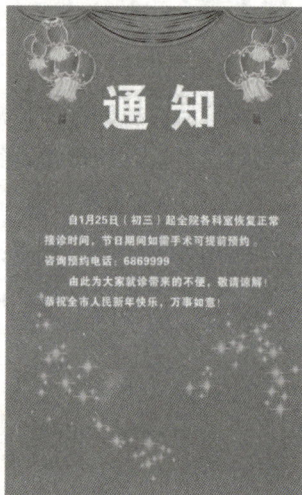

3. 文尾

通知的文尾包括发文机关和成文日期。如果使用三项式标题，则文尾可以省略发文机关名称，只写成文日期；如果使用两项式标题，根据情况（单一机关发文不用落款）可签署发文机关名称。

【范　例】

关于执行《在线发表科技论文的学术道德和行为规范》的通知

教技发中心函〔201×〕193号

各有关高校：

在线发表科技论文，打破了传统出版物的概念，免去了传统的评审、修改、编辑、印刷等程序，给科研人员提供了一个方便、快捷的交流平台，以便及时发表成果和新观点，从而使新成果得到及时推广，科研创新思想得到及时交流。

根据文责自负的原则，只要作者所投论文遵守国家相关法律，为学术范围内的讨论，有一定学术水平，且符合中国科技论文在线的基本投稿要求，可在一周内发表。但是，由于在线发表科技论文没有传统的评审过程，难免有极少数学术道德缺乏的人进入了中国科技论文在线的作者群，在线发表了一些学术水平不高、研究内容浅薄，甚至是有一定抄袭行为的论文，给中国科技论文在线网站及其他论文作者带来了不良影响。同时，我们在对部分论文进行评审时，也发现有部分作者在线发表论文时，没有遵守在中国科技论文在线网站发表论文的学术要求，存在一些不正规的行为。

为此，我们制订了《在线发表科技论文的学术道德和行为规范》，希望在中国科技论文在线网站发表论文的作者能以此自律，规范自己的科技论文写作和发表行为，遵守学术道德，共同维护良好的学术交流环境。

如发现有作者违反上述学术道德和行为规范时，中国科技论文在线网站将在查实其不良行为的事实后，在网上发表声明，公开点名谴责，并取消其已在线发表的论文，收回刊载证明。同时将其列入有不良行为者名单，禁止其三年内在中国科技论文在线网站发表论文，同时通知其所在单位，建议对其进行其他处罚。

教育部科技发展中心

中国科技论文在线

二〇一×年十月十日

二、通报

（一）通报的概念、特点和分类

1. 通报的概念

通报是用于表彰先进、批评错误、传达重要精神或情况的一种行政公文。

2. 通报的特点

（1）典型性

无论是表彰性、批评性的通报，还是交流情况的通报，都要求被通报的内容既有普遍性，又有代表性。通报的事实和情况有典型意义，才能起到以点带面的作用。

（2）宣导性

通报的内容，无论是肯定性的还是否定性的，其目的都不只是宣传对事件的处理结果，而是要树立榜样、提供借鉴，或引错为鉴，使读者能够总结经验，汲取教训。

（3）及时性

通报无论是用来表彰先进、批评错误还是传达重要精神或者情况，都必须抓住时机，体现时效性，这样才能发挥通报的宣导作用。因此，通报的写作和传播都应该迅速、及时。

3. 通报的分类

依据适用范围、内容及作用，通报可分为表彰性通报、批评性通报和情况类通报 3 类。

（1）表彰性通报

表彰性通报是用来对先进单位、先进人物的典型事迹进行表彰，并总结其先进经验，以促进人们向先进单位和先进人物学习。

（2）批评性通报

批评性通报是对工作中发生、出现的重大事故、重大失误、错误倾向、不良风气提出批评而使用的一种行政公文。

（3）情况类通报

情况类通报是用来传达重要精神、沟通重要情况的一种通报。为使下级单位对一些重要事件或全局状况有所了解，上级机关应该适时发布此类通报。常见的通报内容有工作进展情况、落实情况、评比检查结果等。

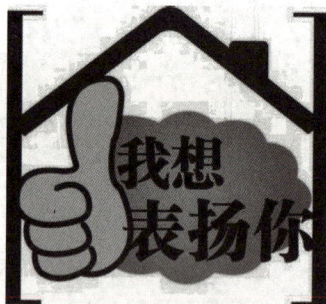

（二）通报的结构及写作方法

通报由文首、正文、文尾构成。文首包括标题、主送机关；正文由开头、主体、结尾组成；文尾包括落款和成文日期。

1．文首

（1）标题

通报的标题大多采用发文机关+主要事由+文种的完全式标题，也有个别通报的标题省略发文机关，只采用后面两项。

表扬、批评性通报标题的事由部分有两种写法：

① 在介词"关于"后写"表彰""表彰奖励"或"批评""处理""处分"等字，后面再加上所要表彰或批评的对象（单位或个人）的名称。

② 在所要表彰的对象名称后，用一短句对被表彰或批评对象的基本情况、事实、性质等加以概括。

传达性通报标题的事由部分，一般要在介词"关于"后概括所发生的事实情况及性质，再加"情况"两字。

（2）主送机关

指定下发单位的通报要写明主送机关名称。普发性通报和在机关内部公开张贴的通报则不写主送机关。

2．正文

不同类型的通报，其正文的写作方法也不尽相同，下面分别进行介绍。

（1）表彰、批评性通报

表彰性通报和批评性通报的正文一般由以下四部分组成。

① 概述事实。采用概括叙述的方式，介绍先进人物、先进集体的行动及其效果，或者概述错误事实或现象。此部分的写作要求简明扼要、完整清晰。

② 分析评价。主要采用议论的写法，对先进事迹的性质和意义进行分析、评价，或者分析错误事实的性质，指出该种做法的危害。评价性的文字要注意措辞的分寸感和准确性，不能出现夸饰的现象。

③ 作出决定。表彰性通报要提出表彰方式，写明给予何种奖励；批评性通报要依据错误事实，以有关规章为准绳，作出恰当的处理决定。

④ 提出希望、要求、号召。表彰性通报要有针对性地希望有关方面向先进单位或个人学习，共同做好工作。批评性通报提出告诫或重申纪律，希望有关单位和个人从错误事实中汲取教训，改进工作。表彰、批评性通报通常以此部分作为结尾，以体现发文目的。

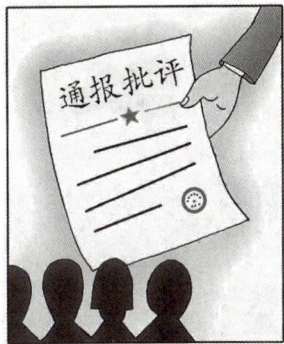

（2）情况通报

情况通报的正文一般由三部分组成。

① 缘由和目的。开头首先叙述基本事实，阐明发布通报的根据、目的、原因等。开头部分文字不宜过长，要综合归纳。

② 情况与信息。主体部分叙述具体情况，传达某些信息。此部分内容通常较多，篇幅较长，要注意梳理分类，合理安排结构。

③ 提出希望与要求。在明确情况的基础上进行必要的评论，对受文单位有针对性地提出希望与要求。此部分作为全文思想的归结之处，写法因文而异，总的原则是：抓住要点、切实可行、简练明白。

3．文尾

通报的文尾包括发文机关和成文日期。若使用三项式标题，则文尾可以省略发文机关名称，只写成文日期；若使用两项式标题，可根据情况签署发文机关名称。

【范 例】

××市卫生局关于医生张×滥用麻醉药品造成医疗事故的通报

各区县、各乡镇医疗卫生单位：

××××年7月5日晚7时25分，×县×镇×村农民李×因下腹部疼痛，被送到×镇卫生院治疗。该院夜班医生张×以"腹痛待诊"处理，为病人开了阿托品、安定等解痛镇静药，肌肉注射杜冷丁10毫克。7月6日下午5时许，该病员因腹痛加剧，再次到该卫生院治疗，医生刘××诊断其为"急性阑尾炎穿孔，伴腹膜炎"，急转市第二人民医院治疗，于当晚7时施行阑尾切除手术。手术过程中，医生发现阑尾端部穿孔糜烂，腹腔脓液弥漫，于是为患者切除了坏死的阑尾，清除了腹腔脓液约300毫升，安装了腹腔引流管条。经过积极治疗，病人才脱离危险，但身心受到了严重的损害。

急性阑尾炎是一种常见的外科急腹症，诊断并不困难。×镇卫生院张×工作马虎，处理草率，在没有明确诊断以前，滥用麻醉剂杜冷丁，掩盖了临床症状，延误了病人的治疗时间，造成了较为严重的医疗事故。这种对人民生命财产极不负责任的做法是很错误的。为了教育张×本人，经卫生局研究，决定给张×行政记过处分，扣发全年奖金，并在全市范围内通报批评。

各单位要从这次医疗事故中吸取教训，加强对职工的思想教育，增强职工的责任感，以对人民高度负责的精神，端正服务态度，提高服务质量。同时，要加强对麻醉药品的管理，认真执行××省卫生厅《关于严格控制麻醉药品使用范围的规定》，严禁滥用麻醉药品。今后如发现违反规定者，要首先追究单位领导的责任。

×××年×月×××日（公章）

三、报告

（一）报告的概念、特点和分类

1. 报告的概念

报告是一种呈报、陈述性的上行文，是上下级之间沟通情况、协调工作的重要文件。报告主要适用于向上级机关汇报工作、反映情况，答复上级机关的询问等。此外，报告还用于向上级机关报送材料。

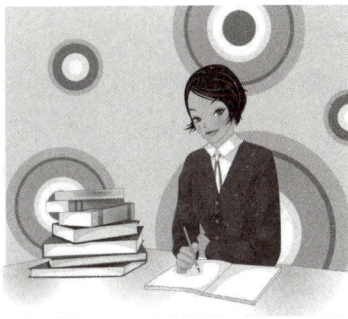

2. 报告的特点

（1）单向性

报告属于单向行文，目的只是为了让上级机关及时了解下情，一般不需要受文机关批复和反馈。上级机关对于接收的报告，除根据情况予以批转外，一般都采取阅存的办法。

（2）陈述性

报告一般以叙述、说明的表达方式汇报工作、反映情况、答复询问，无论是其所表述的内容，还是所使用的语言都体现出陈述性的特点。

3. 报告的分类

按照行文的目的和作用，报告可分为工作报告、情况报告、答复报告和送报报告等类型。

（1）工作报告

工作报告用于向上级机关汇报工作活动情况，内容主要包括工作的进展情况，工作的方法、安排，取得的成绩、经验，存在的问题和差距，以及今后的工作安排等。根据具体内容和性质不同，工作报告又可分为综合报告、专题报告和总结报告3类。

（2）情况报告

情况报告用于及时反映工作中遇到的新问题、特殊事件、灾害性事故等情况，以便引起上级机关重视，及时制定或调整政策，对所问问题的处理给予指示，如《××省人民政府关于××市第三棉花加工厂特大火灾事故检查处理情况的报告》。

（3）答复报告

答复报告用于答复上级的询问或汇报所交办事情办理的结果。答复报告往往是对一些重大事项的答复，对于答复一般性事项用函作答即可。

（4）送报报告

送报报告是向上级机关送报材料（计划、总结、调查报告等）时使用的报告。

（二）报告的结构及写作方法

报告由文首、正文、文尾三部分构成。其中文首包括标题和主送机关；正文由缘由、事项和结语组成；文尾的格式要素主要是日期。

1．文首

（1）标题

报告的标题一般是由发文机关名称、主要事由和文种所组成的完全式标题，也可以省略发文机关名称，但事由和文种不能省略。专题报告要明显地反映出专题事由，突出其专一性，如《关于防洪工作有关政策的报告》。

（2）主送机关

报告的主送机关具有单一性，一般为发文机关的直属上级机关（或上级业务指导机关），因而通常可用习惯性简称。受双重领导的机关向上级呈递报告，应根据报告内容的实际需要，写明主送机关和抄送机关。某些特殊的情况报告可多头主送，让有关方面尽快了解情况。另外，报告不得越级行文，不抄送下级机关。除特殊情况外，不得送领导者个人。

2．正文

正文由缘由、事项和结语三部分组成。

（1）缘由

缘由应简明扼要地说明报告的原因、依据或目的，也可以交代全文的主要内容或基本情况。如果是答复报告，这一部分即为答复依据，交代上级机关交办的事项是什么，上级机关询问的问题是什么等。

（2）事项

这是报告正文部分的核心，要求准确、全面地将有关工作或情况表述清楚。不同类型的报告由于其行文目的和内容性质不同，在表述时应有所侧重。

① 工作报告。应首先写明工作进展情况、开展工作的具体做法、工作效果和取得的成绩，然后写存在的问题及下一步的打算。在详略安排上，应详写前一部分，略写后一部分。

② 情况报告。通常先介绍基本情况，然后分析情况产生的原因，最后提出解决的办法或制订下一步的行动措施。写作时，要略写第一部分，第二、三部分应根据行文宗旨确定详略。

③ 答复报告。应写明处理上级机关交办事项或任务的大致过程，说明处理结果，并征求上级机关对结果的意见。若仅是回答上级机关的询问，则应简明扼要、有的放矢地进行回答。

（3）结语

报告一般用惯用语来结尾，如"以上报告，请审阅""特此报告""以上报告如有不妥，请指示"等。结尾惯用语要独立成段，单占一行，可使用标点符号。

3．文尾

在文尾应注明发文日期，并加盖发文机关印章。

【范 例】

关于依法清收拖欠银行利息的报告

国务院:

当前,企业拖欠银行利息问题十分突出,严重危害了银行业的正常经营活动。进一步采取有效措施,集中力量抓紧依法清收拖欠利息,已成为化解金融风险、缓解财政收支压力的一项重要任务。现将有关情况报告如下:

一、企业欠息基本情况

近年来,企业拖欠银行利息问题日益严重,收息率逐年下降。企业欠息增加,一方面是企业效益不好,经营困难;另一方面是企业恶意欠息现象日益严重,一些具备还本付息能力、效益较好的企业有意逃避付息。

据人民银行的典型调查,目前恶意欠息约占欠息总额的20%左右。企业大量拖欠银行利息,后果十分严重。一是违反了《中华人民共和国商业银行法》,扰乱了社会信用秩序,破坏了银行同企业之间正常的信用关系,影响了国民经济的正常运转。二是占压了大量的信贷资金,影响银行财务状况,削弱了银行筹集资金支持企业生产经营活动的能力。三是减少了财政收入,影响财政预算平衡。四是加剧了银行业的金融风险。

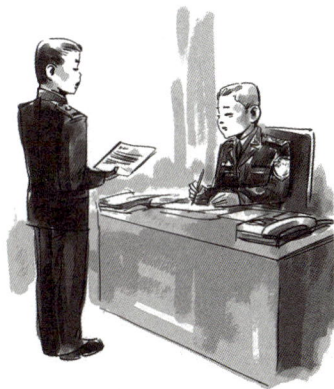

二、采取有效措施,依法收回企业欠息

为了维护正常的社会信用秩序,防范金融风险,维护金融业的稳健经营,必须采取果断措施,依法收回企业拖欠银行利息,严厉打击各种逃避银行债务的行为。各地区、各部门和各单位要统一认识,齐心协力,切实做好清收欠息工作。

(一)落实清收利息目标责任制,加大收息力度。(略)

(二)建立企业欠息档案和账户查询中心,实行企业欠息大户披露制度。(略)

(三)改进金融服务,建立新型银企关系。(略)

(四)强化企业信用观念,规范企业转制行为,严禁违反规定减息免息。(略)

(五)依靠各方面的力量,切实改善信用环境。(略)

(六)加大对违规欠息案件的查处力度。(略)

以上报告如无不妥,建议国务院办公厅转发各地区、各部门贯彻执行。

人民银行

国家经贸委

××××年×月×日

四、请示

（一）请示的概念、特点和分类

1. 请示的概念

请示是下级机关向上级机关请求对某项工作、问题作出指示，对某项政策界限给予明确，对某事予以审核批准时使用的一种请求性公文。

2. 请示的特点

（1）针对性。只有本机关无权决定或无力解决而又必须解决的事项，才可以用"请示"行文，请求上级机关给予指示、决断或答复、批准，因而请示有很强的针对性。

（2）超前性。请示必须在办理事项之前行文。

（3）单一性。请示要一事一请示，一般只写一个主送机关，即使需要同时送其他机关，也只能用抄送形式。

（4）呈批性。请示的目的是针对某一事项取得上级的指示或批准，上级机关对呈报的请求事项无论是否同意，都必须给予明确的"批复"回文。

（5）隶属性。发文单位只能按照隶属关系向直接的主管机关发文请示。

3. 请示的分类

根据内容、性质和行文目的不同，请示可分为以下几种。

（1）请求指示的请示。用于对上级政策、规定中不明确的问题或工作中遇到的难于把握、拿不准的问题，请求上级机关指示，予以明确答复。

（2）请求批准的请示。用于本机关无权决定，需要上级机关批准、审定的事项，如项目立项、人员编制、机构设置、外事活动、换届选举、土地转让等重大问题。

（3）请求解决问题的请示。用于下级机关在工作中遇到具体问题、具体困难，请求上级机关在人、财、物等方面给予具体帮助的事项。

（二）请示的结构及写作方法

请示的文首包括标题和主送机关；正文由缘由、事项和期复结语构成；文尾的格式要素主要是成文时间。

1. 文首

（1）标题

请示的标题一般有两种：一种是由发文机关、事由和文种组成的完全式标题，如："××市教育局关于×××的请示"；另一种是由事由和文种组成的标题，如："关于十一期间加强社会治安的请示"。在实际工作中，上行文标题的发文机关名称常常被省略。

（2）主送机关

请示只能有一个主送机关，不能多头请示。

2．正文

请示的正文由缘由、事项和期复结语构成。缘由部分是上级机关批复的主要依据，事项部分是请示的主体部分，结语是用程序化的语言写明期复请求。因请示类型不同，以上各部分的写作侧重点不同，下面分别进行介绍。

（1）请求审批事项的请示。此类请示应在缘由部分写明需审批事项的必要性和可行性，然后把要求审批的事项写清楚，最后以"当否，请审批"或"当否，请批示"做结语。

（2）请求解决问题的请示。缘由部分要写明所遇到的问题、困难，强调自身无法解决的原因，此部分作为请示理由，要求写得条理清晰，理由充分；然后具体写明需要上级解决或帮助解决的事项；结语一般使用"以上请示，请批复"或"当否，请批示"。

（3）请求指示的请示。缘由部分应把问题的焦点、难点以及有哪些矛盾交代清楚；事项部分要写明需要上级就什么问题做出答复，同时还应阐明自己的理解或处理意见，以便上级机关答复；结语一般使用"当否，请批示"或"以上请示，盼复"。

3．文尾

文尾应注明发文日期，并加盖发文机关印章。

【范 例】

×××局关于要求解决消除安全隐患专项经费的请示

××政府：

根据各级政府有关严防安全事故发生的紧急通知要求，我局领导高度重视，组织专人进行了一次安全大检查，发现我局还存在滑坡、危岩、危房、有毒有害物质储存不合理、消防设施严重不足等安全隐患。虽然我局每年都从有限的经费中尽力安排经费进行安全隐患治理，但终因经费有限，没有根本解决这些问题。为确保全局职工的生命安全，彻底消除安全隐患，特请拨付专项经费2 000万元。

专此请示，请批复！

附件：安全隐患项目及治理经费预算（略）

二○××年五月三十一日

（公章）

读一读

报告和请示的区别

"报告"对上级没有肯定性的批复要求，而"请示"则相反；在行文时间上，"报告"是事中或事后行文，而"请示"则是事前行文；上级对下级报送的"报告"，可做也可不做批示，一切全由上级酌情处理。如确需批示时，只能使用"批示"文种，而"请示"则不然，不论所请示的事项上级是否同意，按理都应及时做出批示，但批示时使用的文种都是"批复"，而不是批示。

五、批复

（一）批复的概念、特点和分类

1. 批复的概念

批复是答复下级机关的请示事项时所使用的文种。批复只能用于直接隶属关系和业务指导关系的上下级之间，不相隶属的机关和平级机关之间不能使用。

2. 批复的特点

（1）被动性。在行政公文中，批复和请示是唯一对应的一组文种。批复是专对请示的被动行文，它是应下级机关发来的请求而行文。对于下级机关发出的请示，不论同意与否，都必须用批复做出答复。

（2）针对性。批复是针对请示内容和请示的发文机关而发的，一事一复，具有鲜明的针对性。

（3）决定性。批复对请示的事项予以明确的表态：同意或不同意、批准或不批准，具有指示、决定的性质。

3. 批复的分类

与请示的 3 种类型相对应，批复也分为 3 种类型：

（1）指示性批复。针对下级机关请示中提出的有关方针、政策性问题所做出的答复。在答复时可就某一方面的工作或活动提出指导性的要求。

（2）审批事项型批复。是针对有关部门报批的事项，经审核后所做出的答复。

（3）解决问题型批复。是针对下级机关请求解决的具体困难所做的答复。

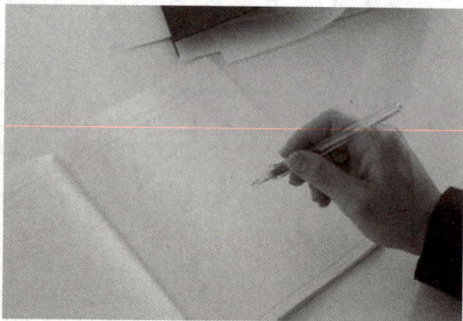

（二）批复的结构及写作方法

批复的文首包括标题、主送机关；正文由开头、主体、结尾组成；文尾的格式要素主要是成文日期。

1. 文首

（1）标题

批复的标题与其他文种相比形式较多，主要有以下几种。

① 发文机关+事由+文种。这是最基本的标题形式，若对请示事项给予肯定性的答复，"事由"一项中可加"同意"二字表明态度，如："国务院关于同意××省××市人民政府驻地迁移的批复"。

② 事由+文种。如："关于春节期间加强预防火灾措施的批复"。

③ 发文机关+事由+主送机关+文种。如："国务院关于同意××省人民政府将××市列为国家历史名城的批复"，比一般公文标题多了主送机关"××省人民政府"一项。

④ 事由+主送机关+文种。如："关于对执业助理医师行医有关问题给××省卫生厅的批复"。

⑤ 复+原请示标题。如："复《关于中国公民自费出国旅游管理暂行办法的请示》"。

此外，批复的标题可分为表态标题和非表态标题两种形式。若对请示事项持否定态度，应尽量使用非表态标题，以免语气生硬。

（2）主送机关

提出请示的下级机关就是主送机关、行文对象。

2. 正文

批复的正文包括批复依据、批复内容和结语3个部分。

（1）批复依据

这是批复的根据和缘由，首先要引述来文，引用公文应当先引标题，后引发文字号。通常表述为"你局《关于……的请示》（×局〔20××〕××号）收悉"；第二要说明批复的依据，如"经××办公会研究""经研究"或者"根据××有关规定"，也可以省略；第三用承起语"现批复如下"等惯用语引出下文。

（2）批复内容

这是批复的主要部分，它要针对下级机关的请示事项给予明确答复或者具体指示。一般而言，若下级机关在请示中提出疑难问题请求解答，则上级在批复中根据有关政策作答；若下级机关提出工作处理意见请求批准，批复则鲜明地表明是否批准的态度。

若不批准下级请示，应当说明理由，以使下级机关自觉接受，并及时做好相应准备；若批准下级机关请示，要对请示事项提出处理意见，必要时做出若干指示，指明应注意的问题，或者针对下级机关处理意见中不全面、不正确的部分加以补充或纠正。

（3）结语

在结尾处可用"特此批复""此复"等惯用语结束。现在批复结尾的惯用语多省略不用，以求简洁。

3．文尾

文尾应注明发文日期，并加盖发文机关印章。

【范 例】

国务院关于《中国公民自费出国旅游管理暂行办法》的批复

国函[××××]×××号

国家旅游局、公安部：

国务院原则同意《中国公民自费出国旅游管理暂行办法》，由你们发布施行。

附：《中国公民自费出国旅游管理暂行办法》（略）

国务院（盖章）

××××年×月××日

六、函

（一）函的概念、特点和分类

1．函的概念

函是不相隶属机关之间商洽工作、询问和答复问题，或者向有关主管部门请求批准和答复审批等事项时所使用的公文。有时上级机关对下级机关询问一般性问题也可用函。

函虽然属于行政公文的一种，但其格式与其他行政公文不同，属于信函格式。由于函只用来陈述情况、知晓事项，因此一般不具有指导作用，而具有纽带、记载或凭证的作用。

2．函的特点

（1）简洁灵活。函通常开门见山、直述其事，语言表述灵活自如，结构不拘一格，篇幅可长可短。

（2）朴实得体。函反映的是不相隶属机关之间的公文关系，因此要求函的措辞朴实简明，语气平和中正、不卑不亢，并且习惯使用一些谦词敬语，以示礼节和尊重。

（3）平等沟通。函一般不具有指示性和指挥性，它的内容体现着双方平等沟通的关系。即使是向有关主管部门请求批准，措辞、语气也要体现出平等性的特点。

3．函的分类

函的分类有两种形式，一种是按行文关系进行分类，另一种是按用途进行分类，下面分别进行介绍。

（1）按行文关系分类

函按行文关系可分为致函和复函两种类型。

① 致函：是主动发出的函，一种用于商洽工作、询问事情，需要对方答复；另一种用于告知对方某些事项，不需要答复。

② 复函：复函是对致函的答复。

（2）按用途分类

按函的内容和用途进行分类，可将函分为以下 5 种。

① 商洽函：用于不相隶属的机关之间联系、商洽、协调问题或工作事务。

② 问答函：用于不相隶属机关之间询问和答复问题，也可用于上下级之间。

③ 请批与审批函：用于不相隶属机关之间请求批准和答复审批事项。

④ 告知函：主要用于将某些具体事项告知有关单位，不需要对方回复，在不相隶属的机关之间和上下级机关之间都可以使用。这种函的写作内容等同于告知类通知，由于没有隶属关系，用"通知"不妥，所以用"函"。

⑤ 印发、转发函：用于向平级机关和不相隶属机关印发相关文件，转发上级计划或不相隶属机关的公文。

（二）函的结构与写作方法

函的文首包括标题、发文字号、主送机关；正文由开头、主体和结语组成；文尾的格式要素是落款和成文日期。

1．文首

（1）标题

函的标题结构与其他文种类似，但有以下几点不同：① 文种名称有"函"与"复函"的区别，复函在事由中需要写明答复什么问题的复函。② 有些审批函的标题与"批复"标题相同，采用四项式标题，即发文机关名称+事由+受文机关名称+文种，另外，表示同意的复函可在事由部分标示出"同意"文字。③ 在函的写作中，若遇到内容简单没必要在标题中写明，或是内容复杂难以用少量文字概括的情况，可在标题中省略事由部分。

（2）发函字号

函的发文字号与其他公文稍有不同，以"信函式格式"制发的函，一般在机关代字后面加上一个"函"字，如"×府办函〔××××〕×号"。

（3）主送机关

一般函的行文对象具有明确性和单一性，因此大多数情况下函的主送机关只有一个。但有时若内容涉及多个部门，也可多头主送。

2．正文

函的正文由开头（缘由）、主体（事项）和结语构成。

（1）开头

如果是主动致函，则要写明致函的缘由和目的，即表明商洽工作、询问问题或请求批准的理由；若是被动复函，则扼要写明复函的依据，其写法同批复的开头。

（2）主体

致函和复函主体的写作有很大差别，下面分别进行介绍。

① 致函：致函的开头要开门见山，直接提出发函缘由，简述发函的目的、理由或依据。然后用简洁的语言将需要商洽、联系、询问、告知的事项明确地表达出来。若内容简单，可一气呵成；若内容较复杂，可分条列项。

② 复函：复函是被动行文，开头要引叙来函的日期、标题、发文字号等，以体现其针对性。引叙来函之后，用"关于××问题现答复如下"等惯用语过渡到正文主体。

（3）结语

告知函的结尾一般用惯用语"特此函告""特此函达"等做结语；若要求对方复函，可用"盼复""望函复""请即复函"等做结语；请求批准的致函和请示的写作要求相同，结尾惯用"请大力协助为盼""望能同意"等做结语。

复函的结尾通常使用"特此回复""特此复函"等惯用语做结语。

3．文尾

函应在文尾注明发文机关名称和发文日期，并加盖发文机关印章。

【范 例】

××医院关于选派医疗人员进修的函

××大学附属医院：

我院属国家二等甲级医院。为提高医护人员的业务水平和科研能力，经研究决定，拟选派×××、×××两位同志分别到你院内科、放射科进修一年。进修费用按国家规定的标准，由我院财务科统一一次性付清。

能否接受，请予函复。

附件：两名医护人员情况登记表。

××医院（盖章）

××××年×月×日

七、会议纪要

（一）会议纪要的概念、特点和分类

1. 会议纪要的概念

会议纪要是用于记载、传达会议情况和议定事项的公文。

2. 会议纪要的特点

（1）纪实性

会议纪要是根据会议的宗旨、议程、决议等整理而成的公文，是对会议基本情况的纪实。会议纪要的撰写者，不能更动会议议定的事项，更不能随意改动会议上达成的共识和形成的决定。除此之外，撰写者也不能对会议内容进行评论。总之，会议纪要必须忠实反映会议的基本情况，传达会议议定的事项和形成的决议。会议纪要的纪实性特点，使得它具有凭证作用和资料文献价值。特别是一些重要的会议纪要，多年后还会作为人们确认那段历史的依据。

（2）概括性

会议纪要并不是把会议的所有内容都原原本本地记录下来，它要有所综合、有所概括、有所选择、有所强调。在一个会议上，与会代表的话题涉及面是宽泛的，观点也是多种多样的，水平也是有高有低的，将这些内容全部写入会议纪要，不现实也不必要。会议纪要重点说明会议的主要参加者，基本议程，与会者有哪些主要观点，最后达成了什么共识，形成了什么决定或决议，就可以把会议的基本情况如实反映出来，不必像记流水帐一样事无巨细地一律照录。因此，会议纪要需要在会议后期，甚至会议结束之后通过概括整理写出。

（3）指导性

会议纪要除了具有凭证作用、资料作用之外，多数还具有指导工作的作用。它要传达会议情况、会议精神，要求与会单位和相关部门以此为依据展开工作，落实会议的议定事项。

3. 会议纪要的分类

会议纪要的分类方法较多，主要有：

（1）按照会议的类型分可分为办公会议纪要、工作会议纪要、座谈会议纪要、经验交流会议纪要、学术会议纪要等。

（2）按照会议议定的内容分可分为综合性会议纪要、专题性会议纪要等。

（3）按照会议的任务与要求分可分为决议性会议纪要、通报性会议纪要、协议性会议纪要、研讨性会议纪要等。

（二）会议纪要的结构及写作方法

会议纪要通常由标题、成文时间、正文和落款四部分组成。

1. 标题

标题有两种写法，一是会议名称＋纪要，如："全国农村工作会议纪要"；二是召开会议的机关＋内容＋纪要，如："省经贸委关于企业扭亏会议纪要"。

2. 成文时间

成文时间即会议通过的时间或领导人签发的时间。一般在标题下居中位置用括号注明年、月、日；也可把成文时间写在尾部的署名下面。

3. 正文

（1）前言

前言主要概括会议的时间、地点、名称、主持人、与会人员、基本议程等。这部分主要简述会议基本情况，因此文字必须简练。

（2）主体

主体是会议纪要的核心内容，主要记载会议研究的问题、讨论的意见、议定的事项或作出的决定等。写作时要注意紧紧围绕中心议题，把会议的基本精神，特别是会议形成的决定、决议，准确地表达清楚。

（3）结尾

结尾一般是向受文单位提出希望和要求。全局性、综合性的会议纪要可写结尾部分；一般的会议纪要，主体部分写完，正文自然结束，没有结尾部分。

4. 落款

落款部分包括署名和成文时间。署名只用于办公会议纪要，写明召开会议的机关单位名称。一般会议纪要则不需要署名，不加盖公章。至于成文时间，若在文首已注明，此处可不再写。

读一读

会议记录与会议纪要的区别

会议记录如实记录会议情况，属事务性文书；会议纪要以会议记录为基础和依据，经加工、提炼、概括、整理而成，是法定行政公文。

会议记录一般不公开，无须传达或传阅，只作资料存档；会议纪要通常要在一定范围内传达或传阅，要求贯彻执行。

案例分析

用人单位没有录用小张并不是吹毛求疵。因为当今社会对大中院校毕业生的综合素养要求越来越高。很多单位要求应聘者除了要具备本专业的基本知识和技能外，还必须掌握公务文书的写作方法。本案例正是说明了掌握公务文书写作对毕业生求职及日后工作的重要性。

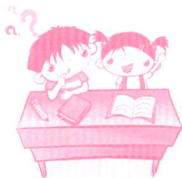

课后习题

一、填空题

1. 公文是指行政机关、社会团体、企事业单位在行政管理活动或处理公务活动中产生的，按照严格的、法定的_____和_____制定的，具有_____和_____作用的载体。

2. _____是公文眉首部分的中心标识，是公文最重要的生效标志之一，通常套红，以示庄重。

3. 完整的公文标题一般由_____、_____和_____三部分组成。

4. 上行文是_____向所属_____报送的公文。

5. 请示只能有_____个主送机关。

6. 报告具有_____和_____的特点。

7. 批复只能用于_____和_____的上下级之间，_____的机关和_____机关之间不能使用。

8. 函是_____机关之间商洽工作、询问和答复问题，或者向_____部门请求批准和答复审批等事项时所使用的公文。

二、选择题

1. 在行政公文中，（　　）是使用最广泛、使用频率最高的文种。
   A. 报告　　　　B. 通知　　　　C. 通报　　　　D. 请示

2. 不相隶属机关之间请求批准用（　　）。
   A. 请示　　　　B. 报告　　　　C. 函　　　　D. 批复

3. 以下不属于通报的特点的是（　　）。
   A. 典型性　　　B. 宣导性　　　C. 及时性　　　D. 超前性

4. 下列成文时间的写法正确的是（   ）。

    A．二〇一二年五月十八日　　　　B．一二年五月十八日

    C．2012 年 5 月 18 日　　　　　　D．二零一二年伍月拾捌日

5. 以下不属于下行文的是（   ）。

    A．命令　　　　B．决定　　　　C．报告　　　　D．通报

三、写作题

请根据下列材料拟写公文。

1．××医科大学曾三令五申，不许在宿舍内燃酒精炉做饭。但 3 号男生宿舍楼 204 室的李春江同学仍然在宿舍内用酒精炉做饭，给宿舍造成了极大的安全隐患。管理人员对其批评教育，结果李非但不听，还强词夺理，与管理人员争吵，在同学中造成了不良的影响。学校决定对李春江记过一次，并使全校周知，请代拟一份通报。

2．某县医院近年来因门诊、住院病人呈不断上升趋势，床位短缺的现象日趋明显。部分科室长期处于病人候床、加床住院现象，明显限制了医院救治患者的质量和效率。为了有效解决床位短缺问题，医院拟将床位编制在原有 550 张的基础上增加 170 张，使医院床位总数达到 720 张。请代该医院向市卫生局拟写一份请示。

第四章　医护工作常用事务文书写作

【引　言】

在医护工作中，医护人员经常会遇到计划、述职报告、护理记录和护理规章制度等事务文书的写作。如何才能写出优秀得体的文书以获得领导的好评呢，这就要求医护人员掌握上述文书的写作格式及技巧。

【学习目标】

❖ 了解计划、述职报告、护理记录和护理规章制度的含义和特点

❖ 掌握计划、述职报告、护理记录和护理规章制度的写作格式及要求

案例引导

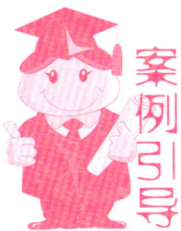

李芳是××医院妇产科住院部护士，由于工作认真负责，服务态度好，服务质量高，获得院领导的充分肯定，被晋升为护士长。年终了，单位要求李芳对来年的工作目标及安排写一份计划书。这下可难为李芳了，由于在校期间没有认真地学习《护理文秘》这门课程，对计划的写作格式及要求都不甚了解。为了完成任务，她匆匆忙忙地从网上查找了一些资料，写出了如下工作计划：

产科病房××××年度的工作计划

一、护理质量管理

1. 继续推行"优质护理服务工作"，优质护理合格率达100%。

2. 规范床头标识使用。

3. 完善健康教育内容（专科及伴随疾病）及形式。

4. 规范康复指导内容、时间。

5. 进一步加强患者安全管理：压疮、跌倒、自理评估量表的规范使用及措施落实到位。

6. 每两个月组织护士进行病房质量分析，并针对焦点问题进行讨论。

二、教学、培训及科研管理

1. 规范临床带教，合理安排教学时间。

2. 主管护士指导执行层护士如何进行身体评估。

3. 每季度检查护士自学计划落实情况。

4. 每月有一名护士负责正确的操作考核，并落实到每一位护士。

5. 配合科内完成科研文章的撰写。

三、护理人力资源管理

1. 继续实施临床护士岗位能力应对模式，按护理部排班原则，并根据本病房特点进行排班。

2. 配合科内完善护士档案登记表，每月护士长记录相关内容，并进行总结，与绩效挂钩。

四、产科病房月计划

1. 2 月 21 日进行护理查房。

2. 月底前完成注射法考核。

3. 月底前完成查房车的检查。

4. 月底前完成护理培训计划的完善。

5. 月底前完成护士档案的修订。

6. 月底前完成活动区微波炉、冰箱的清洁。

问题

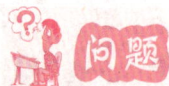

根据本章所学知识评价这份工作计划，指出该计划的优点和缺点。

第一节　计划类文书写作

一、计划的含义、特点和分类

（一）计划的含义

计划是指单位或者个人对要开展的工作和一定时期要完成的任务进行安排的文书，包括规划、设想、要点、方案等。在医护工作活动过程中，计划是使用范围很广的公文之一。医院的各级机构对一定时期的工作进行预先安排时就要制订计划，以便能够有效开展工作。

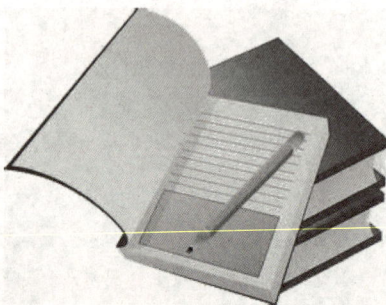

（二）计划的特点

1. 预见性

计划是着眼于未来的，是对实现目标的预定，是对工作进程的预见。计划的预见是一种科学的预测，是建立在事实和有关情报、信息的基础上的。

2. 可行性

计划的内容应保证切实可行，必须有明确的可行措施和步骤作为保障，使其能够指导具体的工作实践。

3. 约束性

计划一经确立或批准，就具有了严格的约束力，工作就有了方向和目标，行动就有了动力，工作就能全面合理的安排，减少工作的盲目性，促进人们更好地完成各项任务。

4. 时效性

计划的有效时限是明确、具体的，超出其有效时限，计划的约束力就会消失。在实际工作中难免会有在时限内无法完成既定计划，工作却又不能因此终止的情况发生。此时，往往会制订跨时段的补充或后续计划。

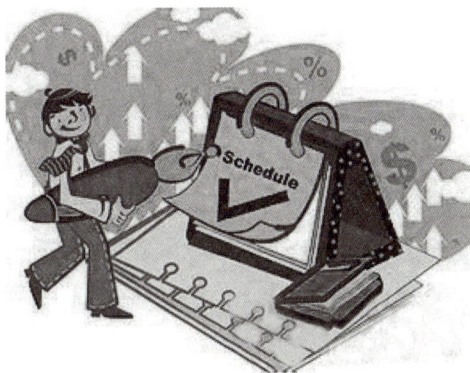

（三）计划的分类

计划按照其性质划分，可以分为规划、设想、要点、方案、安排和计划（狭义）。

1. 规划

规划是计划中最宏大的一种。从时间上说，一般都要在三五年以上；从范围上说，大都是全局性工作或涉及面较广的重要工作项目；从内容和写法上说，往往是粗线条的概括，如《××医院十年发展规划》。规划是为了对全局或长远工作作出统筹部署，以便明确方向，激发干劲，鼓舞斗志。相对其他计划类公文而言，规划带有方向性、战略性、指导性，因而其内容往往要更具有严肃性、科学性和可行性。

2. 设想

设想是计划中最粗略的一种。在内容上是初步的，多是不太成熟的想法；在写法上是概括地、粗线条地勾勒。设想是为制订某些规划、计划作准备的，是一些初步想法。设想在严肃性、科学性和可行性方面的要求相对差一些。设想与规划一样，在内容的写法上都是比较原则和概括，不可能也没有必要写得太细、太具体。如《××医院××科护理组争创先进集体的设想》。

3. 要点

要点实际就是计划的摘要，即经过整理，把主要内容摘出来的计划。一般以文件下发的计划都采用"要点"的形式。如《2013年××市护理学会工作要点》。

4. 方案

方案是计划中内容最为复杂的一种。由于一些具有某种职能的具体工作比较复杂，不作全面部署不足以说明问题，因而公文内容构成势必要繁琐一些。一般来说，方案的内容包括指导思想、主要目标、工作重点、实施步骤、政策措施、具体要求等。如《开展创建"平安医院"活动实施方案》。

5. 安排

安排是计划中最为具体的一种形式。由于其工作比较确切、单一，不作具体安排就不能达到目的，所以其内容要写得详细一些，这样容易使人把握。如《近期工作打算》《本周工作安排》。

6. 计划

这里的计划作狭义理解，就是指计划书。是单位针对某项重要工作，制订的在未来一定时期内（一般是一年或半年左右）所要达到的具体目标及实施办法。内容和写法要比规划具体、深入，要比设想正规、细致，要比方案简明、集中。如《××医院2013年护理工作计划》。

读一读

许多科室护理组建立了例会制度。例会上一般要简要总结过去的工作并安排近期工作。安排近期工作一般包含布置下一步做什么，为什么做，何时做，怎么做，由谁做和做到什么程度。如果不对近期工作作出安排，大家就不会明确工作任务，就不会妥善安排工作进程，就不好判断工作效果的好坏。

二、计划的写法及要求

（一）计划的写法

通常情况下，计划由标题、正文和结尾三部分构成。

1. 标题

标题即计划的名称。通常由制订计划的部门、科室名称、期限、事由和计划的种类组成。如《××医院××科室2013年度护理工作计划》。事由要标明是"工作计划"还是"科研计划"或其他计划。若计划只发至本单位的人员，可以省略单位的名称，如《××科室

2013 年度护理工作计划》。有时时间要素也可以省略，如《××科室关于创建节约型科室的设想》。

2．正文

正文是计划的主干和核心，一般由前言、主体和结语三部分组成。

（1）前言

前言通常用简明扼要的语言说明制订计划的指导思想及目的、上级的有关指示及要求。同时，可适当分析前期计划的执行情况、总的任务和要求，以及说明将要制订计划的条件及依据等。

前言写完后，常用"为此，特拟定××计划如下"、"对××工作作如下安排"等惯用语过渡到主体。

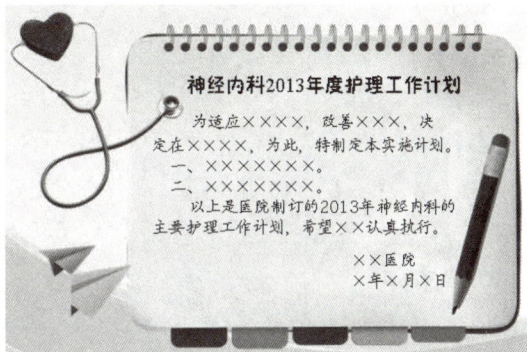

（2）主体

主体是计划正文的核心，一般由目标、措施和步骤三部分组成。

- **目标**：目标是计划的中心内容，就是"做什么"。其包括所要完成的任务、应当实现的指标与希望达到的要求。目标的表述应当提出明确的目的、任务和指标，具体规定要完成哪些任务，什么时候完成，数量、质量上的具体要求。
- **措施**：措施是实施计划的具体方法，就是"怎么做"。其包括组织方式，机构设置，对人力、物力、财力的安排，工作方式，所采取的手段等。措施的写作要求具体、得当、切实可行，确保计划能够实施。
- **步骤**：步骤是工作的进程和时序，就是"什么时候做"。步骤就是每个阶段的工作安排。步骤的写作要求清楚、具体、明确，以保证计划的实施具有可操作性。

措施和步骤既可以分开写也可以合并在一起写，分开写时对于措施和步骤的先后顺序没有固定要求。

（3）结语

结语应根据实际情况来写。有的结语用来补充正文，指出在执行计划时应注意的事项、需要说明的问题；有的结语提出希望和号召，以收束全文；有的结语展望计划实现时的前景，给人鼓舞；有些将正文中不适宜写的内容放入结语。若无必要，也可不设结语。

3．结尾

结尾包括单位署名和成文时间。如果单位名称已经在标题中注明，则文尾部分可省略落款，只注明成文时间即可。

此外，与计划相关的一些材料，可在正文后附表、附图说明，并写明附件份数、页数。

（二）计划的写作要求

在确立目标任务时，必须要从单位、部门或个人的实际情况出发，切勿好大喜功、急于求成。必须坚持一切从实际出发、实事求是的原则，否则便失去了计划的实际作用。

计划中的目标、任务、措施、步骤等不能模糊笼统，应具体、明确，便于执行和检查回顾。

【范　例】

××市人民医院 2014 年护理工作计划

为进一步抓好医疗护理质量，提高护理人员业务技术水平。2014 年的护理工作要以抓好护理质量为核心，围绕医院的发展规划，本着"以病人为中心"，以"服务、质量、安全"为工作重点的服务理念，不断创新管理方式，规范各项管理制度，提高护理工作质量。现制定工作计划如下。

一、加强护理质量管理

护理质量管理是护理管理工作的核心内容。在 2014 年的护理工作中，各科要实行目标责任制管理，通过护理部、科室质控小组、科护士长查房、各科室质控员自查等形式进行多方位监控督导。按照护理部制定的相关质量标准与检查评分细则考评护理工作人员。

1. 护士长带领各护理小组实施质量考核任务，通过目标责任制管理促使护理人员观念转变，增强主动服务意识、质量意识和安全意识，从而促使护理质量的提高。

2. 加大医院感染控制力度。严格遵守执行消毒隔离制度，做好病区环境卫生学监测工作，监测结果应达标。同时，做好随时消毒、终末消毒、日常消毒灭菌工作。使用后的物品按处理原则进行消毒，一次性物品、医疗垃圾按要求管理、使用和处理。

二、加强制度建设，落实制度执行

1. 护理培训制度

① 岗前培训：凡到岗的新护士，必须进行入职考试和岗前培训。

② 在岗培训：制定与落实各级护理人员业务培训和"三基"考核计划（内容包括：法律法规、规章制度、专业理论、操作技能等），落实分层次培训，提高护士"三基"理论与操作水平。按岗位需求举办护理技能培训班，如临床护理技能培训、护理急救技能培训、危重病人的观察技能培训等。

2. 护理工作制度

更新和完善我院各级护理人员的工作制度、岗位职责、工作流程、考核标准。

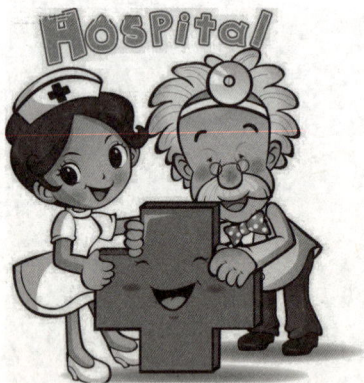

三、护理安全管理

充分利用二级护理管理体系，各司其职，层层把关，切实做好护理安全管理工作，减少医疗纠纷和医疗事故隐患，保障病人就医安全。

1. 根据患者安全目标，进一步落实各项患者安全制度与规范。如患者身份识别制度、防跌倒、防坠床防范制度、特殊药品管理制度、药物使用后不良反应的观察制度和程序等，提高护理人员对患者身份识别的准确性和提高用药安全性，保障患者护理安全。

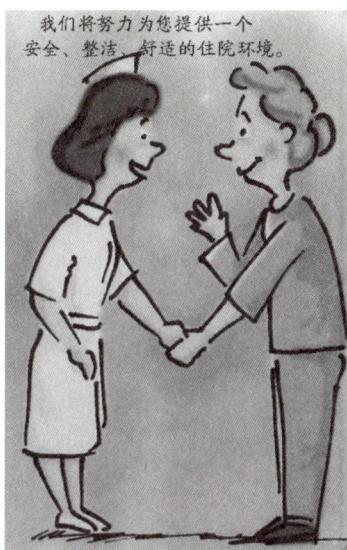

我们将努力为您提供一个安全、整洁、舒适的住院环境。

2. 监督各项护理安全制度的落实。如对病房药柜内药物存放、使用、限额等进行督查，注射药、内服药、外用药严格分开放置，医嘱转抄和执行时有严格核对程序且有签字，控制静脉输注流速等。严格遵守"谁执行谁负责""谁签字谁负责"的责任追究制。

3. 加强执行医嘱的环节管理。强化执行医嘱的准确性，有疑问时及时与医生核对，静脉输液要求落实双核对，进行各项操作时主动向病人或家属解释，取得理解和配合，在进行导尿、静脉留置针等操作时，应明确交待注意事项，防止管道滑脱等。

4. 加强护理风险教育与培训。针对护理队伍流动性大，新入职护士技术操作不熟练、专业知识不足、缺乏自我保护意识等，制订和落实新护士岗前护理部与科室两级培训和考核计划，开展护理风险教育，提高护士法制意识，培养高年资护士帮助新护士的工作意识。

四、开展优质护理服务活动，提高护士服务品质

开展温馨服务：

（1）为病人多做一点：多巡视、多观察、多关心、多照顾、多为病人解决实际问题。

（2）让病人方便一点：满足病人的基本需求，为病人提供更便捷的服务。

（3）每月进行一次住院患者对护理服务满意度的调查，及时了解患者对护理服务的评价，对患者提出的意见和建议给出满意的答复。

五、护理各项指标完成

1. 基础护理合格率达 100%（合格标准 85 分）。

2. 特、一级护理合格率≥85%（合格标准为 85 分）。

3. 急救物品完好率达 100%。

4. 护理文件书写合格率≥90%（合格标准为 90 分）。

5. 护理人员"三基"考核合格率达 100%（合格标准为 75 分）。

6. 一人一针一管一用灭菌合格率达 100%。

7. 一次性注射器、输液（血）器用后毁形率达 100%。

8. 患者对护理人员满意度≥95%。

××市人民医院护理部

2013 年 12 月 20

第二节　述职报告写作

一、述职报告的含义和特点

（一）述职报告的含义

述职报告是指各类机关工作人员，主要是领导干部向上级、主管部门和下属群众陈述任职情况的书面报告。它是各企事业单位和机关团体常用的一种文体。

（二）述职报告的特点

1. 自述性

与一般报告不一样的是，述职报告特别强调个人，即所陈述的工作事项必须是自己亲身经历的。因此，述职报告必须使用第一人称，采用自述的形式。

2. 自评性

述职报告要求述职者根据岗位规范和职责目标，对自己任期内的德、能、勤、绩、廉等方面的情况，作自我评估、自我鉴定、自我定性。因而述职人必须持认真、慎重态度，对自己做出实事求是、客观准确的评价。

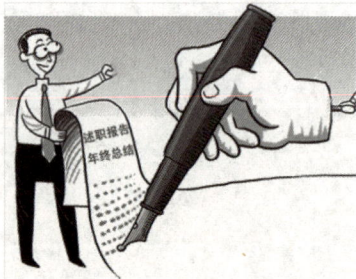

3. 通俗性

述职报告通常由述职者对个人履行岗位职责情况在会上口头陈述，面对到会听众，要尽可能让个性不同、情况各异的与会代表全部听懂，因此，述职讲话必须通俗易懂。

二、述职报告的写法

述职报告的结构由标题、称谓、正文和落款四部分组成。

（一）标题

述职报告一般以一年为期限，有时也以半年为期限。其标题一般由述职的期限和文种两部分组成。如《2013 年度述职报告》《2013 年下半年述职报告》；也有的省略期限，只写《述职报告》或《我的述职报告》。

（二）称谓

称谓是听取述职报告的对象，述职报告根据听众的不同采用不同的称呼。常用的称谓是"各位领导、同事们"，或"各位领导、各位代表"。称谓放在标题之下正文的开头，一般采用提行的写法。

（三）正文

一般来说，述职报告的内容应具有以下三个方面的内容：

1. 概述

述职报告首先要简明扼要地介绍述职者的基本情况，如所任职务，任职时间。然后要详细介绍述职者的岗位职责范围，即述职者分管的工作、任职期间的主要工作目标。之所以要详细介绍岗位职责范围，是因为它是单位衡量述职者是否称职的标准。

2. 主要工作

这是述职报告最主要的内容。具体说来，主要包括以下几个方面：

① 自己主持开展了哪几项工作，结果如何；

② 协助别人开展了哪几项工作，结果如何，自己所起的作用如何；

③ 在任职期间，上级有哪些重要的指示，自己是如何落实的，效果如何；

④ 在工作实践中遇到了哪些新的情况和新的问题，自己是如何处理的。

3. 问题和努力的方向

简要指出自己的不足之处。这部分内容要实事求是，不回避缺点、错误和教训，力求做到符合实际、客观、公正。此外，还要紧扣不足之处提出具体改进意见和措施以及今后努力的方向。

（四）落款

写完述职报告需要有落款，由述职者签全名，并签署日期。

三、述职报告写作的注意事项

（一）实事求是

述职报告应重点阐述主管工作的情况，公正、准确，既不拔高，也不贬低，更不能有失公允，力求反映工作的真实面貌。对于协管的工作，要讲清楚参与程度、发挥的作用、投入的精力时间，解决的困难等。

（二）抓住重点

述职报告不要事无巨细、面面俱到，否则很容易写成一篇平淡冗长的叙述文。要有意识地抓住核心问题，突出重要成绩，总结主要教训。对具有较大影响，能显示自己工作能力和水平的工作实绩，要写得深入透彻；对一般性工作、常规性工作可尽量少写或一笔带过。

（三）语言简练

述职报告的语言要精练、简短。不可堆砌华丽辞藻，要尽量少用形容词和诸如"大体上""差不多"之类模棱两可的话。对情况的交代、过程的讲述以简洁为宜，切忌冗长空泛、拖泥带水。

【范 例】

我的述职报告

尊敬的各位领导、亲爱的同事们：

你们好！

在过去的一年里，在上级有关领导的悉心关怀下、在科室护理工作者的积极支持下，作为护士长，我立足岗位，积极工作，完成了本年度的既定工作目标。在此，我向各位领导汇报一年的工作情况。

一、主要工作

1. 根据科室现有的护理人员数量进行合理的分工和安排，将各班包括护士长的岗位责任制和每周、每月工作重点，汇总成表，标示明确，要求人人熟悉并按之执行，并进行不定期考核，做到奖罚分明，公平对待。

2. 针对我科的特点和现有条件对病房管理作出了合理的改进和规范；对环境卫生实行包干区责任制，落实到工友个人。

3. 不断深化安全管理，强化安全意识，做好安全护理工作，安全工作是一切工作的基础，更是所有成绩取得的前提。因此，做好安全护理不仅能保障护患双方的安全，而且也能提高医疗护理质量。为此要求每位在岗人员必须掌握病情，尊重病人，了解病人的心理变化，重视心理护理和精神关怀，密切巡视病房，严格执行各项护理常规制度。

4. 了解护理学科发展的新动向，定期组织护理人员进行科内、院内业务学习及"三基"理论考试和操作训练。努力提高每一位护理人员的业务水平，使其跟上时代发展的需要。

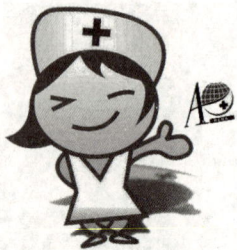

5. 加强护患沟通，定期组织召开工休座谈会，听取患者及家属的建议，并不断改进护理工作，真正做到想病人所想急病人所急。

二、存在问题

1. 个别护士的专业素质还不高，主要原因在于我对她们的传帮带不够，业务标准要求低。

2. 科室整体护理水平还不高，护理文件书写合格率还未达到85%。

3. 病房管理方面尚不能尽如人意，个别病房有时存在秩序不规范、卫生不到位等现象。

三、下步打算

1. 继续学习专业知识，争取明年在专业素质方面有质的飞跃。

2. 在管理知识和技能上要有更多的进步。这一点还是要通过不断的学习才能达到。我要抱着为单位负责，为自己负责的态度，积极向书本学，向同事学，向领导学，学习先进的方法和理论。

3. 积极参加科研活动，加深对护理事业的研究。争取在论文发表方面再有建树。

4. 积极支持和参与护理部的各项工作。

以上是我这一年的工作述职及今后的工作打算，请各位领导和同志们批评指正。

述职者：×××

××××年××月××日

第三节 护理记录文书写作

一、护理记录的含义、特点和作用

（一）护理记录的含义

护理记录是护士对患者的病情观察和实施护理措施的原始文字记载，是患者住院病历资料的重要组成部分。

常见的护理记录文件一般包括：体温单、医嘱单、出入液量记录单、一般患者护理记录单、危重患者护理记录单、手术护理记录单等。

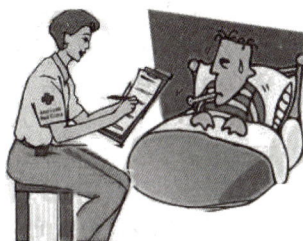

（二）护理记录的特点

1. 科学性

护理工作者在做护理记录时，必须以科学求实的态度认真记录，客观真实、准确及时地记录患者的病情变化及治疗效果，不能主观臆造，也不能猜测和推理，尽量不追记或补记。这样才能为正确诊断治疗和护理提供有参考价值的资料。

2. 规范性

护理记录书写有较为固定的格式。在《医疗事故处理条例》及相关配套文件《病历书写基本规范》中，对护理记录书写规范及要求做了明确的规定。因此，护理记录应既具有通用文字书写要求的规范性，又具有专业书写的特殊规范性。

3. 合法性

护理记录是病历的客观资料，可被患者复制，因此，必须在相关法律法规允许的范围内，客观、真实、及时、准确地记录。

（三）护理记录的作用

1. 作为处理医疗纠纷的证据

护理记录是护理实施过程的真实记录，是护理人员护理活动的主要证明文件，护理记录是病历上永久保存的部分。凡属伤残处理、医疗纠纷等案件，其调查处理的过程都要将护理记录作为依据加以判断，以明确医院、医生、护士等有关人员有无法律责任。

读一读

近年来，医患双方的矛盾日益突出。统计数据表明，医院败诉的案件中有 80% 的案件是输在病历记录上。例如，护士会因为记录上的差错或缺陷，而承担相应的法律责任。

护理纪录作为病历的一部分，是判断护理行为正确与否的重要依据。与医生的病程记录不同的是：护理记录是法律允许申请人复制的，是重要的法律证据。

《医疗事故处理条例》第 10 条规定：患者有权复印或者复制其门诊病历、住院志、体温单、医嘱单、化验单（检验报告）、医学影像检查资料、特殊检查同意书、手术同意书、手术及麻醉记录单、病理资料、护理记录以及国务院卫生行政部门规定的其他病历资料。该条款明确了护理记录是客观资料，是护士在医疗护理活动中唯一的举证资料。

2. 指导临床教学和评价医疗质量

护理记录是护理人员将医学、社会学、心理学等学科的知识应用到实践中去的真实写照,是医学和护理教学中很好的实际教材。通过对护理记录的内容、方法、格式的学习,学生可以从中学到有效的方法和经验,也可以发现自身的差距并确定努力的方向。此外,护理记录文件可反映医院的服务质量和技术水平,它既是医院管理的重要信息,又是考核医护人员的参考资料。

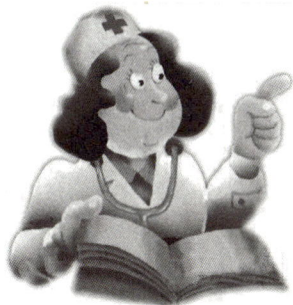

3. 为诊疗提供参考

护理记录是医务人员临床诊疗的原始记录文件,是诊断、治疗、护理的重要依据。当病人出现危急情况,或再次入院治疗时,都需要根据既往的病案资料加以综合判断分析,才能做出正确的处理。

二、护理记录的分类

(一)具有法律效力的护理记录

具有法律效力的护理记录文件包括体温单、医嘱单、一般护理记录单、特别护理记录单、手术护理记录单。这些护理记录是《医疗事故处理条例》规定的病历中的客观资料,因此随病历一同归档,是医患双方举证的法律凭证。

读一读

患者关某在河北某医科大学附属医院就医时死亡。事后,关某家属查阅了原始病历并对其进行了复印。但当家属再次查阅病历时,发现院方有关人员对病历进行了改动。

法院认为:医院在对关某进行治疗过程中以及治疗完毕后,违反病历书写规定,擅自涂改、修改病历,并且医院所提交的病历中的死亡记录(报告)表与原告所提交的复印件不一致。依据有关法律规定,由于医院所提交的病历存在涂改等现象,从而不能反映医院对关某进行治疗的真实情况,故医院所提供的病历不具备证据的客观性与真实性,医院不能据此来证明其在给关某进行治疗的过程中不存在医疗过错,依法应承担举证不能的法律责任。

（二）尚不具有法律效力的护理记录

不具有法律效力的护理记录文件包括护理评估单、护理计划单、护理查房记录、护理会议记录、重要护理操作知情同意书、输液巡视记录等，这些护理记录，不随病历一同归档，因此不具有法律效力。

三、护理记录的书写要求

（一）及时

医疗护理记录必须及时，不得拖延或提早，更不能漏记，以保证记录的时效性，维持最新资料。例如，前夜班护士将后夜班护理记录写好。护士为准备晨交班，6 点钟的时候就记录了 7 点钟的护理事项。这些均违反了护理记录及时性的书写要求。

（二）客观

护理记录应是医护人员所观察和测量到的描述性的客观信息，内容真实具体，不对患者做任何主观描述。例如，护士在记录单里书写"病人血压偏高"即为主观判断，正确的做法是描述病人血压测量数值。

（三）准确

准确是指记录的内容必须在时间、内容及可靠程度上真实、无误。记录者必须是实际执行人员。记录时间时应为实际给药、治疗、护理的时间，而不是事先排定的时间。有书写错误时应在错误字词上划线删除，并在上面签名。

（四）完整

各项记录尤其是护理表格应按要求逐项填写，避免遗漏。如病人出现病情恶化、拒绝接受治疗护理、有自杀倾向、请假外出、并发症先兆等特殊情况，应详细记录，及时汇报并做好交接班。

（五）简要

记录内容应尽量简洁、流畅、重点突出，使用医学术语和公认的缩写。避免含糊不清，以便使医务人员快速获取信息。

读一读

护理记录存在的问题

在实践中，护理人员在书写过程中受各种因素的影响，往往造成书写护理记录存在一些明显的缺陷。

1. 眉栏、项目填写不全

记录单通常包括患者的基本信息，由于护理人员疏忽或患者客观原因，导致患者基本信息栏常常出现漏填的现象。

2. 字体潦草，有涂改

护理记录单由护理人员负责记录患者的病情变化，以便及时了解和全面掌握病人的病情。有些护理人员书写笔迹潦草，不能够明确辨认，影响其他工作人员对病情的了解。对于护理记录中的错别字，有些护理人员习惯用刀或胶布将错字刮掉或粘掉，或者在原有错字上反复描写，这样做会导致护理文件失去法律效力。

3. 语言表达含糊不清

我们在记录中常常可以看到"患者一般情况尚可，予以心电图检查，建立静脉通路，予以心电血压监测，抽血查急诊生化、常规……"。

这段记录中没有清楚地告诉我们患者的神志是否清楚，并且给人手忙脚乱的感觉。

4. 病情观察记录不连贯

如术后引流量总结为 100ml，护理记录过程则只有 30ml，其他 70ml 何时引流、什么性状无记录。

护理记录是临床护理工作的重要组成部分，书写必须规范。只有及时、完整、准确地记录，才能正确反映患者病情进展，才能保护护士自身合法权益。

四、护理记录的写法

（一）一般患者护理记录

一般患者护理记录是指护士根据医嘱和病情对一般患者住院期间护理过程的客观记录。内容包括患者姓名、科别、住院病历号、床位号、页码、记录日期和时间、病情观察情况、护理措施和效果、护士签名等。

具体来说，应记录的事项包括以下几项：

① 新入院患者的一般情况，相关专科疾病、特点和客观反应。

② 急诊入院患者的生命体征、患者主诉、执行医嘱及给药情况、护理措施等。

③ 记录患者新出现的症状体征，包括：情绪、神志、饮食、睡眠、体温、大小便等病情变化，治疗护理与效果。

④ 手术科室患者的一般护理记录，手术前一天应有记录，记录术前准备情况，患者有无变化，术后当日记录入手术室时间，术后回病房时间，回病房时生命体征，麻醉清醒时间，切口引流的各种管道情况等。

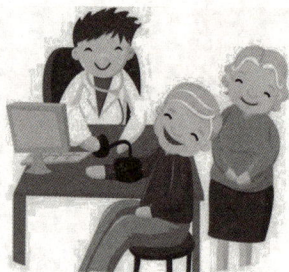

一般患者护理记录的要求有：

① 若应用危重患者护理记录，就不需再记录一般护理记录，避免重复。

② 患者病情平稳可 3～5d 小结性记录一次，病情变化随时记录。

③ 白班用蓝笔书写，夜班用红笔书写。

表 4-1 是对一般患者护理记录的举例。

表 4-1　××医院一般患者护理记录单

姓名：<u>李×</u>　　　科别：<u>胸外科</u>　　　床号：<u>20</u>　　　住院号：<u>40456</u>

日期	时间	病情观察、护理措施及效果	护士签名
13. 6. 9	12:00	T36℃、P78 次/分、R21 次/分、BP90/60mmHg。患者因吞咽困难三月余，有明显消瘦，自感疲乏、头晕。1. 指导患者进流质食	潘×× / 潘××
13. 6. 9	12:00	2. 遵医嘱静脉补液，营养支持治疗，记录出入量。	潘××
13. 6. 9	13:00	患者恶心、呕吐。遵医嘱给予胃复安 10mg 肌肉注射。	潘××
13. 6. 9	13:30	按压足三里半小时。	潘××
13. 6. 9	15:00	症状缓解	潘××
13. 6. 9	17:00	测 T37℃、P80 次/分、R21 次/分、BP100/70mmHg	潘××
13. 6. 9	19:00	测 T38℃、P 100 次/分、BP105/70mmHg，患者面色潮红，	王×
13. 6. 9		遵医嘱给予温水擦浴，半小时后测 T38℃。指导患者多饮水。	王×
13. 6. 10	3:00	测 T37.6℃	王×
13. 6. 10	7:00	测 T37℃，经过补液支持治疗，疲乏症状缓解。	王×
13. 6. 13	16:00	在静脉输入复方氨基酸液体时出现寒战，半小时后测 T39℃	潘××
13. 6. 13		即刻物理降温，半小时后测 T37.7℃	潘××
13. 6. 15	9:00	明日手术，患者紧张、焦虑。给予安慰、鼓励及交代术前注意事项。	潘××

（二）危重患者护理记录

危重患者护理记录是指护士根据医嘱和病情对危重患者住院期间护理过程的客观记录。危重患者记录应当根据相应专科的护理特点书写。内容包括患者姓名、科别、住院病历号、床位号、页码、记录日期和时间、出入液体量、体温、脉搏、呼吸、血压等病情观察，护理措施和效果，护士签名等。

危重患者护理记录的要求如下：

① 记录时间应当具体到分钟。危重患者应随时记录。

② 白班用蓝笔，夜班用红笔，根据病情做 12h 液体出入量小结和 24h 总结。12h 总结用蓝钢笔书写；24h 总结用红钢笔书写。

表 4-2 是对危重患者护理记录的举例。

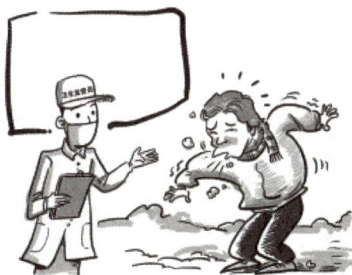

表 4-2　××医院危重患者护理记录单

姓名：<u>王×</u>　　　　科别：<u>胸外科</u>　　　　床号：<u>13</u>　　　　住院号：<u>40406</u>

日期	时间	体温℃	脉搏次/分	呼吸次/分	血压mmHg	入量 项目	入量 数量ml	出量 项目	出量 数量ml	病情观察及处理措施	护士签名
7.18	17:30	37.8	102	24	90/60	NS	500	胸引	150	患者因右胸部刀刺伤，以	潘××
										"右胸血气胸"急症收住。	潘××
						邦亭	2Ku			立即协助医生给予胸腔闭式	潘××
										引流术。引出大量气体及暗	潘××
7.18	17:30									红色液体，给予氧气吸入。	潘××
	小计					入量	500	出量	150		潘××
7.18	18:00	37.8	104	23	90/60	NS	200	尿	200	抽血、配血，给予物理降温	马××
7.18	18:00					全血	300			指导多饮水。	马××
7.18	22:00	36.8	100	22	95/60	林格氏液	500			患者面色红润，胸腔闭式	马××
										引流管通畅，水柱波动	马××
7.18	22:00									7cmH2O，输血完毕，无不	马××
										良反应	马××
7.18	23:00					稀饭	200	尿	200		马××
7.19	2:00	36.7	86	21	102/72	10%G.S	500			挤压胸腔闭式引流管，无气	张××
7.19	2:00									体溢出，水柱波动2cmH2O	张××
7.19	4:00	36.5	86	21	100/70			呕吐	150	恶心、呕吐、吐出食物残渣	张××
										约150ml遵医嘱给予胃复安	张××
										10mg肌肉注射。	张××

姓名：王× 　　　科别：胸外科 　　　床号：13 　　　住院号：40406

日期	时间	体温℃	脉搏次/分	呼吸次/分	血压mmHg	入量 项目	入量 数量ml	出量 项目	出量 数量ml	病情观察及处理措施	护士签名
7.19	5:00					饮水	100			恶心症状缓解。	张××
7.19	6:00	36	84	20	105/70					SPO₂96%，半卧位45°，氧气吸入，2L/min	张×× / 张××
7.19	7:00	36	86	20	100/70					经过胸腔闭式引流、止血、输血等处理，患者呼吸平稳，	张×× / 张××
7.19	7:00							胸引	50	血压回升。	张××
	总计					入量	2 300	出量	750		张××

注：体温、脉搏、呼吸、血压只填写数字，不填写单位。

（三）手术护理记录

手术护理记录是指巡回护士对手术患者术中护理情况及所有器械、敷料的记录，应当在手术结束后及时完成。

手术护理记录的内容包括姓名、性别、年龄、科别、年月日、病室、床号、住院号、术前诊断、手术名称、药物过敏史、手术间序号、标本送病理、手术开始时间、手术终止时间、器械敷料名称、数量（有术前、术后两栏）、器械护士和巡回护士签全名。并记录手术体位、术中输血、输液、尿量、引流液、特殊器具的使用情况，如止痛泵、电刀等。

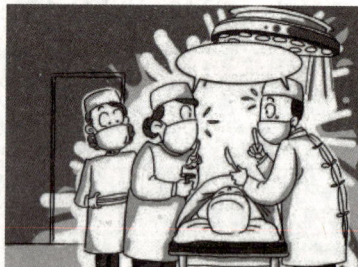

表 4-3 是有关手术护理记录的举例。

表 4-3 ××医院手术室护理记录单

姓名：张×× 　科别：头颅 　床号：11 　手术日期：_____ 　　住院号：040467

性别：女 　　年龄：37 　□择期手术 　□急诊手术 　□医保

术前诊断：甲状腺左叶占位性质待查

麻醉方式：全麻 　麻醉者：马× 　手术名称：甲状腺探查术 　第3手术间

手术者1：王× 　2范×× 　3胡×× 　4_____ 　5_____ 　　麻醉开始：8:40

器械护士：王×× 　巡回护士：李× 　手术开始时间：9:10 　结束时间：10:30

手术清点记录

名称	术前	术后	名称	术前	术后
纱布垫	5	5	直血管钳	8	8

大纱布	20	20	弯血管钳	10	10
缝针	4	4	直肠钳	/	/
布巾钳	6	6	弯肠钳	/	/
刀柄	2	2	托钳	2	2
刀片	2	2	持针器	2	2
镊子	4	4	叩克	/	/
组织钳	4	4	酒精纱布	2	2
蚊式钳	14	14			
器械护士：王××　　　　　　　　　　巡回护士：李×					
特殊耗材：					

第四节　护理规章制度写作

一、规章制度的含义和种类

（一）规章制度的含义

规章制度是用文字形式对各项劳动操作和管理工作的要求所做的规定，是人们在共同劳动中行动的规范和准则。护理规章制度是护理人员长期工作实践的经验总结，是客观工作规律的反映，是处理各项工作的标准，是检查护理工作的依据，具有法规性和强制性。

（二）规章制度的种类

规章制度包括行政法规、章程、制度、公约四大类，各大类又包括不同的小类别，如表 4-4 所示。

表 4-4　规章制度种类表

类别	文种	内容和作用	制定机关	举例
行政法规类	条例	对某一方面的行政工作作比较全面、系统的规定，具有法律性质。	国家最高权力机关或最高行政机关	《突发公共卫生事件应急条例》
	规定	对某一项行政工作作具体、细化的规定，是处理问题的法则。	国务院各部委、各级人民政府及所属机构	《××市人民医院关于医疗及护理人员规范职业的管理规定》
	办法	主要用于制定对某项工作的安排或具体管理措施，涉及的范围多属于具体事务和单一事项。制定依据往往是上级机关的法令、决议、条例等。	国务院各部委、各级人民政府及所属机构	《消毒管理办法》

类别	文种	内容和作用	制定机关	举例
	细则	针对具体工作和事项而制定的详细规则。一般为贯彻执行有关条例和制度而定。	国务院各部委、各级人民政府及所属机构	《××医院实施护士管理办法细则》
章程	章程	政党或社会团体用以说明该组织的宗旨、性质、组织原则、机构设置、职责范围等的纲领性文件。	党政或社会团体	《全国护理学会章程》
制度	制度	对某项具体工作、具体事项制定的行为规范。	机关团体、企事业单位及其部门	《××人民医院新技术新业务准入管理制度》
	规则	为维护劳动纪律和公共利益而制定的条规。	机关团体、企事业单位及其部门	《北京市卫生局工作规则》
	规程	生产单位或科研机构为保证质量，使工作、试验、生产按程序进行而制订的一些具体规定。	机关团体、企事业单位及其部门	《护理技术操作规程》
	守则	机关团体、企事业单位要求其成员在行为和品德方面遵守的行为准则。	机关团体、企事业单位及其部门	《国际护理学会护士守则》
	须知	为了维护正常秩序，搞好某项具体活动，完成某项工作而制订的具有指导性、规定性的守则。	有关单位、部门	《××市第一人民医院住院病人须知》
公约	公约	人民群众或团体经协商决议而制定出的共同遵守的准则，对参加协议者具有约束力。	人民群众、团体	《××人民医院廉洁行医公约》

二、规章制度的写法

规章制度的种类繁多，每一种的格式写法都有不同，不可能把各种规章制度归入一种结构模式。但各种规章制度的格式写法也有许多相同之处，一般规章制度由标题、正文、落款三部分构成。

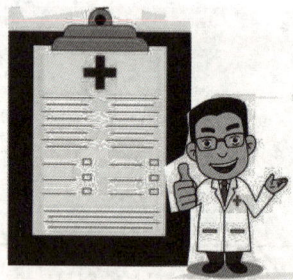

（一）标题

标题一般有两种形式：

（1）"事由＋文种"，如《药品广告管理暂行办法》。

（2）"制文机构名称＋事由＋文种"，如《中华人民共和国卫生部关于国外药品在中国注册及临床试验的规定》。

（二）正文

规章制度的正文结构一般有两种形式：

1. 章条式

章条式是把规章制度的内容分成若干章，每章又分若干条。第一章是总则，中间各章叫分则，最后一章叫附则。总则一般写原则性、普遍性、共同性的内容，包括制定规章制度的目的、意义、依据、指导思想和适用原则、范围等。分则是规章制度的具体内容，通常按事物间的逻辑顺序，或按各部分内容的联系，或按工作活动以及惯例分条列项，集中编排。附则是对规范内容的补充说明，包括用语的解释和解释权、修改权、公布实施的时间等。

2. 条款式

条款式就是只分条目不分章节，适用于内容比较简单的规章制度。一般开头说明缘由、目的、要求等，主体部分则分条列出规章制度的具体内容。

（三）落款及日期

落款写上制发单位名称、具体时间。如标题中已有制发单位名称，落款可不再署名。

【范　例】

××市中心医院工作人员职业规范

第一条　以人为本，践行宗旨。坚持救死扶伤、防病治病的宗旨，以病人为中心，全心全意为人民健康服务。

第二条　遵纪守法，依法执业。自觉遵守国家法律法规，遵守医疗卫生行业规章和纪律，严格执行所在医疗机构各项制度规定。

第三条　尊重患者，关爱生命。遵守医学伦理道德，尊重患者的知情同意权和隐私权，为患者保守医疗秘密和健康隐私，维护患者合法权益；尊重患者被救治的权利，不因种族、宗教、地域、贫富、地位、残疾、疾病等歧视患者。

第四条　优质服务，医患和谐。言语文明，举止端庄，认真践行医疗服务承诺，加强与患者的交流与沟通，积极带头控烟，自觉维护行业形象。

第五条　廉洁自律，恪守医德。弘扬高尚医德，严格自律，不索取和非法收受患者财物，不利用执业之便谋取不正当利益；不收受医疗器械、药品、试剂等生产、经营企业或人员以各种名义、形式给予的回扣、提成，不参加其安排、组织或支付费用的营业性娱乐活动；不骗取、套取基本医疗保障资金或为他人骗取、套取提供便利；不违规参与医疗广告宣传和药品医疗器械促销，不倒卖号源。

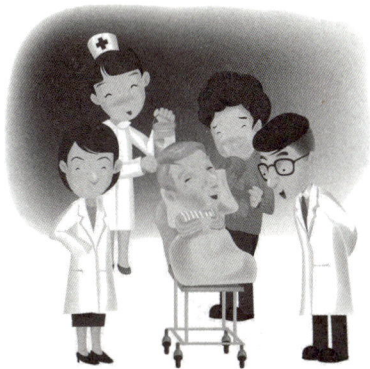

第六条 严谨求实，精益求精。热爱学习，钻研业务，努力提高专业素养，诚实守信，抵制学术不端行为。

第七条 爱岗敬业，团结协作。忠诚职业，尽职尽责，正确处理同行同事间关系，互相尊重，互相配合，和谐共事。

第八条 乐于奉献，热心公益。积极参与上级安排的指令性医疗任务和社会公益性的扶贫、义诊、助残、支农、援外等活动，主动开展公众健康教育。奉献爱心，热心公益，组建志愿者组织，开展扶老助残、医疗咨询、便民利患、疾病宣教等志愿服务。

××市中心医院

××××年××月××日

案例分析

该部门计划的优点是：操作性强，工作条理清楚、重点突出。其缺点是：计划的结构不完整，正文部分缺少前言，结尾部分缺少日期。此外，工作目标不明确，病房月计划要素不完整。因此，该计划首先应在正文部分补充科室工作现状的评估以及制订计划的目的。其次，补充产科病房护理工作的目标，完善病房月计划的时间要素。最后补充该计划的写作日期。

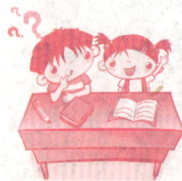

课后习题

一、填空题

1. 计划的正文一般由_____、_____和_____三部分组成。
2. 计划按照其性质划分，可以分为____、____、____、____、____和____。
3. 述职报告的结构由_____、_____、_____和_____四部分组成。
4. 常见的护理记录文件一般包括：____、____、____、____、____。
5. 护理记录的书写要求是____、____、____、____、____。

二、选择题

1. 计划一经制定，就（　　）。
   A．不能改变

B．半年之后方可改变

C．报部门主管单位或领导批准后可调整

D．可根据客观情况及时调整

2．护理记录单正确的记录方法是（　　）。

A．眉栏用铅笔填写　　　　　　B．日间用红笔

C．夜间用蓝钢笔　　　　　　　D．护理记录单应入病案

3．医疗文件的书写要求不包括（　　）。

A．描述生动形象　　　　　　　B．记录及时准确

C．内容简明扼要　　　　　　　D．医学术语贴切

4．下列题目，属于规章制度的是（　　）。

A．《××医院 10 年规划》

B．《北京人恩格尔系数又有大变化》

C．《节约用水奖惩条例实施细则》

D．《职称晋升工作要求》

三、写作题

根据你所熟悉的内容和部门，拟写一份××医院××部门××年度工作计划。要求字数 600 字以上。

第五章　现代文秘的日常事务及礼仪

【引　言】

随着社会的发展和企业竞争的加剧，秘书工作的重要性越来越受到重视。秘书工作质量的好坏不仅体现出秘书个人的职业素养，而且还代表了一个单位的精神风貌、作风和效率。因此秘书应多了解文秘日常工作事务的内容和相关礼仪，以便在工作中表现出良好的礼仪风范。

【学习目标】

❖ 熟悉接待服务的原则及基本礼仪要求，并掌握迎客、待客和送客的礼仪
❖ 了解会议的基本流程，掌握大型商务会议和小型商务会议的座次礼仪
❖ 掌握中式宴请的菜单安排、席位安排及就餐礼仪
❖ 掌握西式宴请的上菜礼仪、餐具摆放和使用礼仪及就餐礼仪
❖ 熟悉拨打及接听电话的礼仪

案例引导

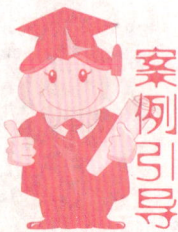

小孙是某企业销售部经理的秘书，负责接待来访的客人。由于销售部每天来访的客人较多，因此小孙每天的工作都非常繁忙。一天，有一位与销售部经理预约好的客人提前半小时到达公司。小孙立刻通知了销售部经理，而经理正在接待一位重要的客人，所以让小孙请对方稍等。小孙向客人转告说："经理正在接待一位重要客人，请您稍等一下。"说完小孙匆匆用手指了一下客厅的椅子，说了声"请坐！"，就去做其他事情了。

问题

请分析小孙在接待客人的过程中，存在哪些问题？

第一节　接待事务及礼仪

一、接待事务的含义及服务原则

（一）接待事务的含义

接待事务是对来访者的迎送、接洽和招待等各项工作的统称，是秘书事务活动中不可缺少的重要内容。通过接待工作可以体现出单位的整体形象，反映出文秘人员的综合素质。因此，秘书应该礼貌、热情、周到地接待来访者。

（二）接待服务的原则

1. 平等待人

所谓平等待人，就是应做到对来访客人一视同仁，尽到应有职责。对上不唯唯诺诺，对下不趾高气扬。公正、客观地对待每一位来客，使他们感受到应有的尊重和合理的对待。

2. 热情周到

在接待中，秘书人员既要有热情的态度，又要有细致周到的工作作风，处处替客人着想。秘书人员要善于整体策划，认真做好每一件小事，通过热情周到的服务，保证接待活动的顺利进行。

3. 相互尊重

尊重来访的客人是获得对方尊重的前提，秘书人员应通过诚恳礼貌的言谈举止，使对方感受到尊重。

4. 精简务实

在接待工作中提倡厉行节约、务实高效的精神，把接待活动的主要精力放在解决实际问题上来，反对讲排场。

5. 确保安全

接待活动，安全第一。没有切实的安全保证，就不会有成功的接待。接待的安全包括饮食安全、住地安全、交通安全等。必要时可与保卫部门联系，采取严格的防范措施，消除一切安全隐患，确保接待活动顺利进行。

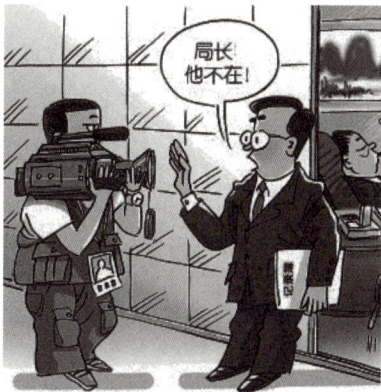

6. 合理"挡驾"

秘书接待工作中会遇到各种各样的来访对象，他们的来访目的千差万别，因此，秘书要搞清来客的身份和意图，分清轻重缓急，既要保证对方的事情能最大限度地办到、办好，又要保证领导不被过多的接待所干扰。灵活的处理方式，得体的应对技巧，分清轻重缓急，是秘书接待来客做到合理挡驾的必要条件和基础。

二、接待的基本礼仪要求

（一）接待准备

公务迎送的对象各式各样，有领导、普通工作人员，有大型代表团、少数人乃至一人，接待时应按照一定的规格进行。接待规格根据接待方针确定。接待规格表现在如下几个方面：迎接、送别、陪同时我方领导人的级别；客人吃、住、行的标准；迎送仪式的规模；活动安排次数和隆重程度。

（二）迎客礼仪

正式迎接客人时，作为东道主的组织（以下统称为"主人"）应当注意以下事项。

1. 接站时的礼仪

如果客人是乘车或乘飞机来访，则主人应当做好接站工作。

接站前，主人应当再次确认客人到达的具体时间，并准备好接站牌，在牌上写明"热烈欢迎××同志"、"热烈欢迎××单位来宾的光临"或"××单位接待处"等。

接站时，主人应带上接站牌提前到车站或机场等候，且最好带专车前往。若来访客人中有外宾，则还应安排翻译陪同。

2. 见面时的礼仪

客人到达时，主人应主动上前去与客人握手，以表示热情、友好和欢迎。若客人人数较多，则主人应当与所有客人依次握手，切勿厚此薄彼。

握手的同时，主人应当亲切地向客人问好，如"欢迎光临！路上辛苦了！""白总，您好！欢迎您的到来！"或者"您好！我是公关部的李祥，代表××公司前来迎接您！"等。

若客人带有大件行李，主人应当主动帮忙提携，但不要帮客人拿手提包、公文包或其他贴身物品。同时，对于年纪较大或身体不太好的客人，主人还应上前搀扶，以示关心。

3. 乘车时的礼仪

乘车时，特别要注意乘车的位次尊卑，在不同类型的车辆上，座位的尊卑顺序是不尽相同的。

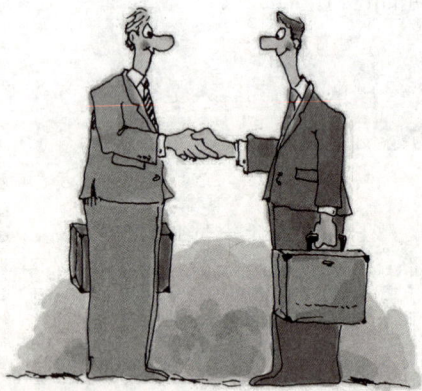

（1）小轿车的乘车座次顺序

小轿车的乘车座次顺序通常为后座尊于前座、右座尊于左座，但具体的座次顺序又因开车人身份的不同而有所不同。

① 专职司机开车时的座次顺序

专职司机开车迎接客人时，乘车的座次顺序除了应遵循通常规则以外，还应遵循以下规则：前排副驾驶座应安排给主人方的秘书或助手，而不宜安排给客人就座。因此，专职司机开车时，乘车的座次顺序通常如图 5-1 所示。

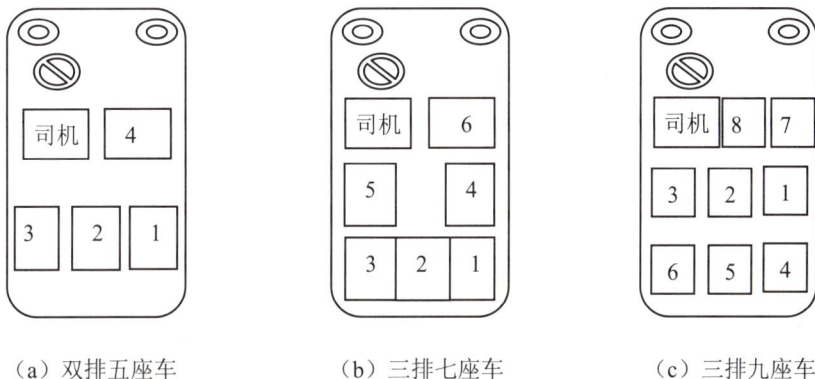

（a）双排五座车　　（b）三排七座车　　（c）三排九座车

图 5-1　专职司机开车时的座次排列顺序

混淆上下级关系的小张

为了接待上级领导来医院考察工作，小张被安排到宣传接待组工作，并负责接待上级领导周局长。小张接到周局长，带其回单位时，竟无所顾忌地与周局长肩并肩坐在了司机后面的那排位置上。到达单位后，经同事提醒，小张才意识到自己闹了个混淆上下级关系的大笑话，顿时感到无地自容。

② 主人亲自开车时的座次顺序

主人亲自开车时，乘车的座次顺序除了应遵循通常规则以外，还应遵循以下规则：客人应当主动就座于副驾驶座，以示与主人"平起平坐"。因此，主人亲自开车时，乘车的座次排列通常如图 5-2 所示。

（a）双排五座车　　　（b）三排七座车　　　（c）三排九座车

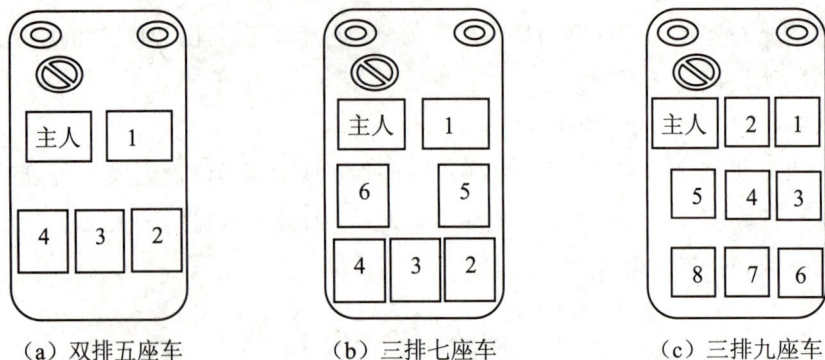

图 5-2　主人亲自开车时的座次排列顺序

（2）大型商务车的乘车座次顺序

乘坐大型商务车（除司机的座位外，具有四排以上座位）时，无论是由专职司机开车还是由主人亲自开车，乘车座次的尊卑排列规则均应如下：① 前座尊于后座，右座尊于左座，即座位尊贵程度从前往后、从右到左依次递减；② 距离前门越近的座位越尊贵。

4. 引导礼仪

主人为客人陪行时，主人应配合客人的步伐，走在客人左前方 1～1.5m 处，并为其引路。引路时，应以左手指示方向，同时向客人发出语言提示，如"请您这边走"或"请您注意脚下"等。

进入无人控制的电梯时，主人应先进入电梯，用手按住"开门"按钮，并挡住电梯侧门，礼貌地请客人进入，客人安全进入后方可关门；出电梯时，主人应用手按住"开门"按钮，并礼貌地请客人先出，待客人全部走出电梯后，再迅速走出电梯为客人指引方向。

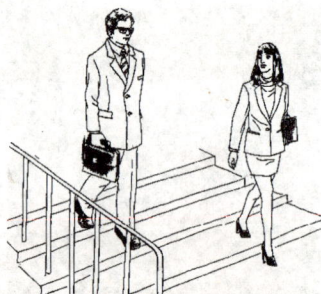

进入有人控制的电梯时，主人应让客人先进、后出，以示尊重。

（三）待客礼仪

客人到达待客地点后，主人应当握手问候、以礼相待，对于初次见面者，还应递送名片或相互介绍。在待客的过程中，主人应当注意以下礼仪。

1. 待客座次礼仪

为了表示对客人的尊重，主人在安排座次时，应当将客人安排在尊位上。尊位的确定方法应根据具体情况而定，其通常包括以下几种。

（1）面门为尊

主宾双方相对而坐，且其中一方的座位面向正门时，则面对正门的座位为尊位，应礼让于客人；背对正门的座位为卑位，适合主人就座，如图5-3所示。

（2）以右为尊

主宾双方面向正门并列而坐时，则以面对正门方向的视角为准，右侧为尊位，左侧为卑位，如图5-4（a）所示；主宾双方相对而坐，且双方都不面向正门时，则以进门方向的视角为准，右侧为尊位，左侧为卑位，如图5-4（b）所示。

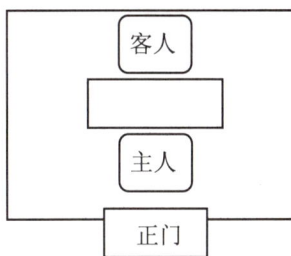

图5-3　面门为尊的座次安排

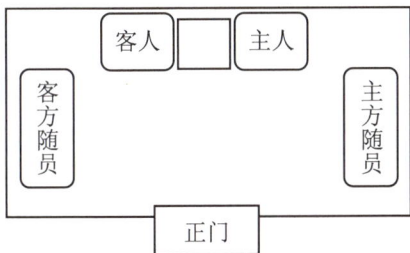

（a）主宾并列而坐时的座次安排　　　　（b）主宾相对而坐时的座次安排

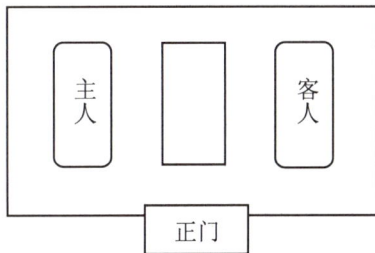

图5-4　以右为尊的座次安排

提示

在国内的政务交往中，座次的尊卑安排往往采用中国的传统做法，即"以左为尊"。例如，在国家的政务会议、军事会议、国企内部大型会议上等，座次的安排都遵循"以左为尊"。

（3）居中为尊

当客人较少而主人一方参与会见者较多时，可由主人一方的人员以一定的方式围绕在客人的两侧或四周，让客人坐在中央，呈现出"众星捧月"的姿态，如图5-5所示。

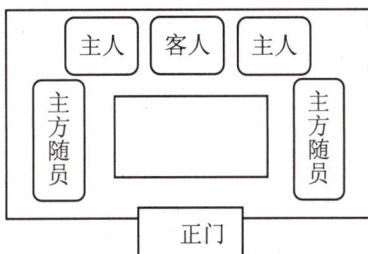

图5-5　居中为尊的座次安排

2. 奉茶礼仪

奉茶时，奉茶人员应当遵循茶勿斟满、左下右上和右侧递上的原则：

- **茶勿斟满**：俗话说"酒满茶半"。奉茶时应当注意，茶不要斟得太满，一般以七分满或八分满为宜。
- **左下右上**：奉茶时，应以左手托住茶盘底部，右手扶住茶杯，恭敬地将茶端给客人。
- **右侧递上**：应将茶从客人的右侧奉上，放在客人的右前方，并向客人礼貌地道一声"这是您的茶，请慢用"。

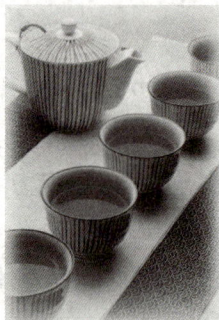

（四）送客礼仪

送客是接待工作的最后一个环节，如果处理不好，则可能会使整个接待工作前功尽弃。送客时，主人应当做到热情挽留和礼貌相送。

当客人提出告辞时，主人一定要热情挽留，切勿在客人一提出告辞之意时，就积极地提出送客、抢先起身送客，或者以某种动作、表情暗示送客之意，这样是极其不礼貌的。在热情挽留客人之后，若客人执意要走，则应等客人起身后，再起身相送。

送客时，客人首先伸出手来与主人相握，主人才能伸手相握。握手的同时，主人应请客人多多包涵接待工作的不妥之处，并发自内心地向客人道惜别之语，如"欢迎再来""常联系""慢走"等。

想一想

一位来访客人走进某药业集团有限公司经理办公室，这时，鲍秘书正在办公桌前打印一份文件。他向客人点点头，并伸手示意请客人先坐下。10分钟后，他起身端茶水给客人，然后电话联系好客人要找的部门，在办公桌前起身向客人道别，并目送其走出办公室。鲍秘书的接待行为正巧被办公室刘主任目睹，刘主任为此批评了鲍秘书。

试分析：办公室主任为什么要批评鲍秘书？

办公室主任批评鲍秘书，是因为他在此次接待工作中没能做到亲切迎客、热忱待客、礼貌送客，特别是连"出迎三步，身送七步"这一迎送宾客的最基本的礼仪也没有注意。作为鲍秘书在接待来客中应做到：

（1）起身迎客，问明来意。

（2）伸手示意客人请坐，并说明请稍候。

（3）尽快联系好客人要去的部门并具体说明如何去该部门。

（4）将客人送出门口，握手道别。

第二节　会议事务及礼仪

一、会议概述

（一）会议的含义

会议是人们为了解决某个共同的问题或出于不同的目的聚集在一起进行讨论、交流的活动。会议对于单位贯彻执行政策，集思广益，统一思想，有效地推动工作具有重要意义。许多会议常常因为没有计划好或准备好而搞得一团糟。因此，会议之前的准备和筹划非常重要。

（二）会议的基本流程

会议应当按照一定的流程进行。一般而言，会议的基本流程包括会前准备、会中组织和会后收尾三个阶段，各个阶段的具体工作内容如下。

1. 会前准备

举行会议之前，会议组织者应当做好以下准备工作。

（1）确定会议议题和名称

首先确定明确、必要的会议议题，然后根据议题确定会议的名称。

（2）成立会务组

会议议题一旦确定，就应成立专门的会务组，由其负责落实会议的具体工作事项，协调各方关系等。大型会议中，通常还应分别成立秘书组、保卫组、接待组、文娱组等，以便全面筹备会议事务，保证会议井然有序地进行。

（3）确定与会人员名单

根据会议的内容、性质和任务，科学地确定出与会人员名单。确定名单时，应当剔除一切与会议无关的人员，以便取得理想的会议效果。

（4）确定会议地点

根据会议的性质和规模确定会议召开的地点。其中，会议所在地区应交通便利、气候宜人，会议具体场所应环境幽雅、宽敞明亮。

（5）安排会议议程和日程

会议议程是指对会议议题性活动的总体顺序安排（不包括会议期间的仪式性、辅助性活动的安排）。例如，大中型会议的议程一般安排如下：开幕式；领导和来宾致辞；领导

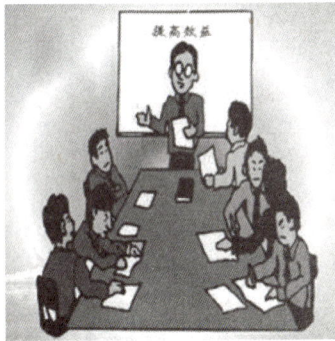

作报告；分组讨论；大会发言；参观或其他活动；会议总结；宣读决议；闭幕式。

会议日程是指根据会议议程对各项会议活动（包括仪式性、辅助性活动）所作出的日期安排，凡是会期满 1 天的会议都应制订会议日程。

会议组织者安排会议议程和日程时，应保证关键人物有时间出席会议，并尽可能保证其他与会者有时间参与会议。同时，应尽量将重要的议题和关键人物的活动安排在前面。

【范　例】

北京医学会肾脏病学分会学术年会日程安排

上午

大会主席：	贾强　韦洮	
8:00 ~ 8:30	开始签到	
8:30 ~ 8:45	致辞及 KDIGO 肾小球疾病临床指南（初稿）解读的简介	章友康
8:45 ~ 9:05	肾小球疾病处理的一般原则	郑法雷
9:05 ~ 9:25	成人微小病变（MCD）	黄　雯
9:25 ~ 9:45	局灶节段性肾小球硬化（FSGS）	李文歌
大会主席：	王亚平　伦立德	
10:00 ~ 10:20	儿童激素敏感型和激素抵抗型综合征（SSNS/SRNS）	沈　颖
10:20 ~ 10:40	膜增殖性肾炎（MPGN）	王　悦
10:40 ~ 11:10	临床病例（理）讨论（北大医院）	周福德
11:10 ~ 11:40	临床病例讨论（协和医院）	王海云
11:40 ~ 12:00	透析病人的营养治疗	刘文虎
12:00 ~ 13:00	午餐	

下午

大会主席：	李冀军　占永立	
13:00 ~ 13:20	n-3 不饱和脂肪酸在肾脏病治疗中的作用	吴　华
13:20 ~ 13:40	特发性膜性肾病（IMN）	蔡广研
13:40 ~ 14:00	IgA 肾病（包括不典型 IgA 肾病）	张　宏
14:00 ~ 14:20	感染相关性肾小球肾炎	吴　华
大会主席：	李国刚　崔太根	
14:30 ~ 14:50	狼疮性肾炎	李雪梅
14:50 ~ 15:10	紫癜性肾炎	谢院生
15:10 ~ 15:30	ANCA 相关性小血管炎	陈　旻
15:30 ~ 15:50	抗肾小球基底膜抗体性肾炎	崔　昭
大会小结	贾　强	

（6）拟发会议通知

会议组织者应提前向与会者下发会议通知（包括向有关单位或个人发放邀请函）。会议通知可以采取书面、口头、电话、邮件等方式，但大中型会议或比较正式的会议一般应采用书面形式。

书面会议通知应包括以下内容：① 会议名称；② 会议主题和内容；③ 会期（会议起止时间）及报到时间；④ 会议地点；⑤ 会议的出席对象，即与会者应具备的条件；⑥ 与会要求，即与会者应携带的材料、应支付的费用、应准备的生活用品等；⑦ 主办单位、联系人姓名及其电话等。

发放书面会议通知或邀请函时，应当设法保证其及时到达（至少应提前一天到达）与会者手中，以便其早作准备。

（7）准备会议材料

妥善准备会议上所用的各种文件材料，如会议议程和日程表、开幕词、主题报告、领导讲话稿、其他发言材料、闭幕词等。有的文件应在与会人员报到时发放，如会议议程和日程表。

（8）准备会场设备和会议用品

购买或租用各种会场设备，如音像设备、多媒体设备、照明设备、通风设备、空调设备等。同时，准备相应数量的会议用品，如本册、签到簿、笔、文件夹、座位签、姓名卡、饮料、杯子、印有会议标志的纪念品等。

（9）布置会场

将会议所需的各种设备和用品摆放到会场的相应位置，并对设备进行调试检查。此外，还应在会场的显眼位置悬挂标语、横幅、旗帜或会标，并在会场周围设置路标、张贴海报、摆放鲜花、插放彩旗等。

2. 会中组织

会议举行期间，会议组织者应做好以下工作。

（1）做好接待工作

安排专员做好会场内外的接待工作，主要包括迎接、引导和陪同与会者等。对于贵宾，往往还需重点照顾。

（2）组织签到

组织与会者签到，并及时、准确地统计到会人数，从而据此安排会议工作（有些会议只有在到会人数达到一定数量时才能召开）。

（3）做好现场记录

安排专员对会议进行现场记录，具体方式包括手写记录、电脑录入、录音、录像等。可以只选用一种方式进行记录，也可以采用多种方式交叉进行。采用手写记录或电脑录入的方式记录会议时，应当准确、完整地写明会议名称、会议时间、会议地点、出席人数、讨论事项、发言内容、临时决议、最终表决等内容。

（4）做好会间服务

为与会者提供一切力所能及且符合礼仪规范的服务，具体包括为与会者安排工作餐、住宿、茶会或文娱活动，以及提供安全保卫、医疗卫生、便民咨询等。

3. 会后收尾

会议结束后，会议组织者应做好以下收尾工作。

（1）整理会议资料

对会议相关的一切图文、声像材料进行收集、整理，并对相应材料进行汇总、归档、回收或销毁，然后及时形成会议纪要或会议决议。

（2）馈赠礼品或组织摄影

对于公司内部会议以外的会议，会议组织者可向与会者赠送具有会议主办方（即会议组织者）特色的礼品，并可组织与会者合影留念，以加强业务联系、促进商务往来。

（3）协助与会者返程

对于外来的与会者，会议组织者应提供一切力所能及的帮助（如为其联络或提供交通工具、替其订购返程机票或车票、帮助托运行李、安排专人为其送行等）协助其返程。

想一想

　　某计算机工程有限公司定于9月28日在某职业技术学院举办图书馆计算机管理系统软件产品展销会，通知很快地寄发到各有关学校图书馆。日程安排表上写着9点介绍产品，10点参观该职业技术学院图书馆计算机管理系统，11点洽谈业务。

　　展销会当天，到了9点钟的时候，各校图书馆代表却只到了1/3。原来，由于通知中没有写明展销会具体地点，加上公司接待人员不够礼貌，所以引起了代表们的抱怨。会议开始时间是9点30分了。公司副总经理、高级工程师李朝南作产品介绍及演示，内容十分丰富，到了10点30分内容还没讲完。由于前面几项活动时间不够紧凑，结果业务洽谈匆匆开始，草草收场。

　　试分析：此案例中接待活动失败的原因有哪些？

　　接待活动失败的原因主要有以下几点：

　　（1）接待方案不够详细，尤其是展销会具体地点没有写明，是较大的失误。

　　（2）公司接待人员素质较差，缺乏礼仪培训，影响接待工作质量和水平。

（3）接待日程安排不够紧凑，影响接待效果。接待日程安排应当制订周全，要注意时间上的紧凑，上一项活动与下一项活动之间既不能冲突，又不能间隔太长。

二、会议的座次礼仪

在会议礼仪中，大型会议和小型会议的座次礼仪规范性较强，而中型会议的座次则可根据具体情况参照大型会议或小型会议的座次礼仪进行安排。因此，下面只介绍大型会议和小型会议的座次礼仪。

（一）大型会议的座次礼仪

大型会议的与会人数众多，所以会场上通常应分设主席台和群众席。会议组织者在举办会议时，应注意合理安排主席台和群众席的尊卑座次。

1. 主席台的座次

大型会议的主席台上一般应设有主席团座位和发言者席位，它们均面向群众席。

（1）主席团座次。

主席团是指负责统筹会议活动、协调各方关系、作出会议决策，并正式就座于主席台上的人员。按照国际惯例，主席团的座次排列应符合以下规则：以主席台面向群众席的视角为基准，前排尊于后排、中间尊于两侧、右侧尊于左侧。

具体来说，主席团的座次排列又有单数和双数之分：当主席团每排人数为单数时，座次排列如图 5-6 左图所示；当主席团每排人数为双数时，座次排列如 5-6 右图所示。

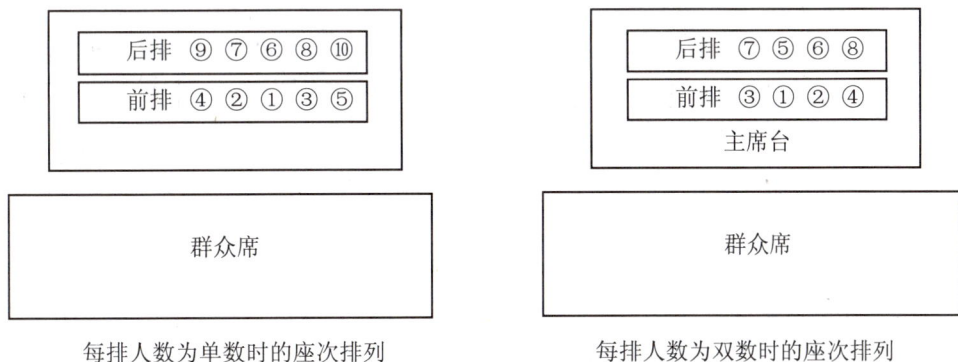

每排人数为单数时的座次排列　　　　　每排人数为双数时的座次排列

图 5-6　主席团的座次排列

安排好主席团座次后，应按照座次顺序在就座者身前的桌上摆好写有入座者姓名的桌签，以便主席团成员按序入座。

（2）发言者席位

发言者席位简称发言席，其常规位置有如下两种：① 在主席团的右前方，如图 5-7 左图所示；② 在主席团的正前方，如图 5-7 右图所示。

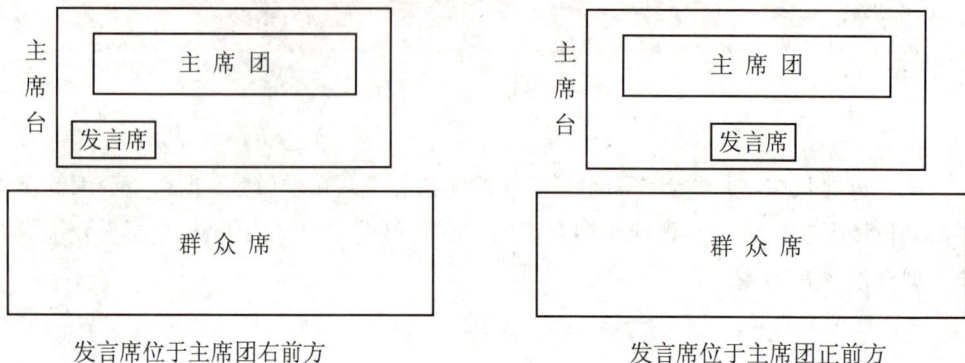

发言席位于主席团右前方　　　　　　　发言席位于主席团正前方

图 5-7　发言席的位置

2．群众席的座次

群众席是指主席台之下的一切座席。群众席的座次排列方式主要有以下两种。

（1）单位式排列

即按照与会者的单位、部门或者行业、地位安排座次。单位式排列又可以分为以下两种方式：① 以群众席面向主席台的视角为基准，从前往后进行横向排列，如图 5-8 左图所示；② 以同样的视角为基准，从左到右进行纵向排列，如图 5-8 右图所示。

通常，横向排列座次时，前排座位尊于后排；纵向排列座次时，中列的座位尊于两侧。

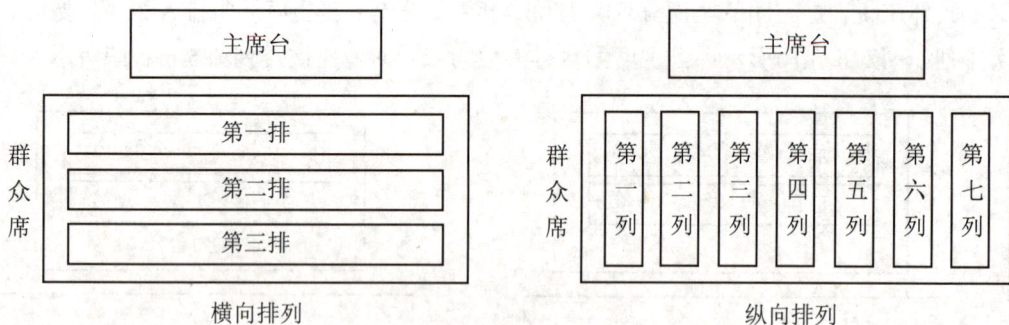

横向排列　　　　　　　　　　　纵向排列

图 5-8　单位式排列的群众席座次

（2）自由式排列

即不进行统一安排，由与会者自由择座。

（二）小型会议的座次礼仪

小型会议的与会人数较少，全体与会者通常在同桌而坐。因此，会议组织者可采用以下 3 种方式安排会议的尊卑座次。

1. 面门设座

即以面对会议室正门的中间位置为尊位，再根据右座尊于左座的原则，在尊位两侧由近及远地依次设座的方式。

根据与会者身份的不同，面门设座的座次排列又分为无主客之分的座次排列和有主客之分的座次排列。

（1）无主客之分的座次排列

若与会者中没有客人，则直接在面对会议室正门的位置上，按照中间为尊、右座尊于左座的原则安排座次，如图 5-9 左图所示。若会议桌斜对着会议室正门，则可以在远离会议室正门的一侧依次设座，如图 5-9 右图所示。

一般而言，入座尊位的人为主持人或在座的级别最高的领导人。

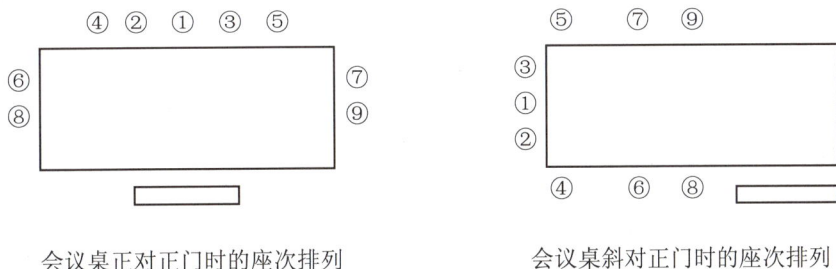

会议桌正对正门时的座次排列　　　会议桌斜对正门时的座次排列

图 5-9　无主客之分的会议座次

（2）有主客之分的座次

若与会者中有客人，则座次的安排将既涉及主客双方的尊卑次序问题，又涉及内部成员之间的尊卑次序问题。此时，应将客人安排在面向正门的座位上，将主人安排在背向正门的座位上，再将双方的领导人安排在各方位置的相对尊位上（即居中位置），各方成员则按照右座尊于左座的原则，在尊位两侧由近及远地依次排开，如图 5-10 所示。

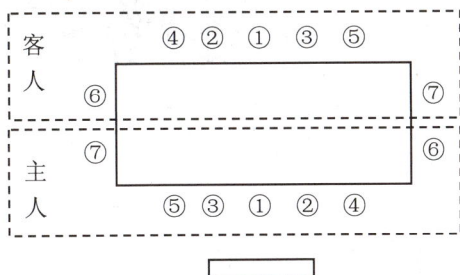

图 5-10　有主客之分的会议座次

2. 依景设座

即以背靠着会议室内主要景致（如字画、讲台等）的位置为尊位，再按照右座尊于左座的原则，在尊位两侧由近及远地依次设座的方式。这种方式的座次排列与面门设座方式的座次排列基本相同。

3. 自由择座

即不安排固定的座次，而由与会者自由地选择座位就座。

第三节　宴会安排及礼仪

宴会是指因习俗或社交礼仪需要而举行的宴饮聚会。是社交与饮食结合的一种形式。人们通过宴会，不仅能够获得饮食艺术的享受，而且可以增进人际间的交往。而要举办一场成功的宴会，获得宾客的赞许，则要掌握宴会的安排技巧及相关礼仪。

一、中餐安排及礼仪

（一）安排菜单

根据中国人的饮食习惯，与其说是"请吃饭"，还不如说"请吃菜"，所以宴请宾客时，要非常重视菜单的安排。

菜单安排是一项复杂的工作，要考虑的方面也很多。首先要以主要客人为重点考虑对象，了解他们是否有饮食禁忌、是否有宗教禁忌、是否有饮食偏好等，尽量投其所好，提高主宾满意度。其次，还要考虑菜肴的量不能太少，但也不必过多，吃不完浪费了可惜；另外菜肴的口味、烹调方式、食物材料、摆设、制作精细度、盛装餐具等，都要有所变化，才不会单调乏味。最后要考虑所选菜肴的价格是否合宜，会不会超出预算额度，应该搭配何种饮料酒水才适当并且相得益彰。

如果主宾没有任何饮食禁忌，也没有特别的饮食偏好，那么安排菜肴时，可以优先考虑选择具有中国特色、本地特色、餐厅特色或是主人拿手的菜肴，让主宾品尝当地招牌菜，尤其对他而言是新鲜没吃过的餐点，保证会让他留下永远的回忆。

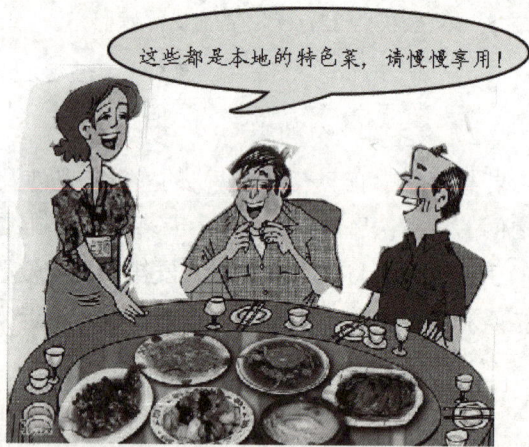

（二）安排席位

宴请往往是一种较大规模的社交聚集活动，因此它就涉及到席位的编排礼仪。这关系到来宾的身份和主人给予对方的礼遇，所以受到宾主双方的同等重视。对于中餐位席位的排列，应遵循以下5种方法：

- **面门为尊：** 在每一张餐桌上，以面对宴会厅正门的中间座位为尊位。
- **右尊左卑：** 在每一张餐桌上，以面向宴会厅正门的视角或该桌主人座位的朝向为基准，右侧的座位尊于左侧的座位。
- **近尊远卑：** 在每张餐桌上，距离该桌主人较近的座位尊于较远的座位。
- **观景为佳：** 在一些高档餐厅用餐时，在其室内外往往有优美的景致或高雅的演出，可供用餐者观赏。此时，应以观赏角度最佳之处为上座。
- **临墙为好：** 在某些中低档餐馆用餐时，为了防止过往侍者和食客的干扰，通常以靠墙之位为上座。以靠过道之位为下座。

（三）就餐礼仪

进餐时，应请客人或长辈先动筷子，或者在征询了客人或长辈的意见后使用公筷为其夹菜，以表示尊敬和重视。但若有外宾在席，则不要为其夹菜，也不要反复劝菜。

用餐过程中，应尽量取离自己较近的菜肴，对于不方便夹取或离自己较远的菜肴可请人帮忙夹取，而不要起身甚至离座去取。

进餐时，应小口进食，动作优雅，不要大口狂塞，也不要发出任何声音。若发出不由自主的声音（如打嗝、打喷嚏、肠鸣等）时，则应向同桌的客人表示歉意。

进餐的过程中，应适时地和左右两侧的就餐者交谈。交谈时，应注意选择愉快的话题。但应注意，口内有食物时，应当避免说话，他人在咀嚼食物时，则应避免与其交谈。

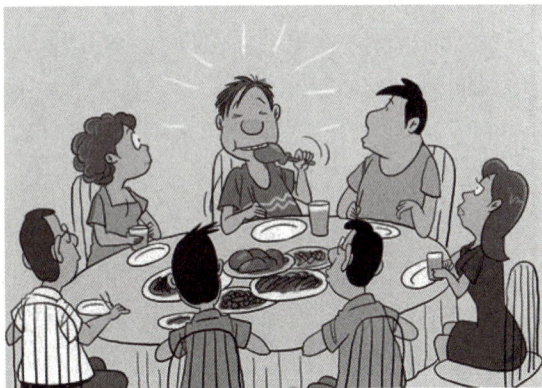

进餐时，不要当众修饰仪容，如梳理头发、补妆等。若确有必要，则应去化妆间或洗手间进行。

若要为他人斟酒，则通常应为其斟满。斟酒应做到对在座的就餐者一视同仁，而不可挑拣着进行。斟酒可以按照先职位高者、后职位低者或先年长者、后年少者进行，也可以从自己所坐之处依顺时针方向进行。

若在进餐过程中敬酒，则通常应讲一些内容简短的祝福语。在他人致敬酒祝福语时，其他就餐者都应停止用餐或饮酒，并面向敬酒者认真倾听。敬酒时也应讲究一定的顺序，通常可按照斟酒的顺序规则进行。

若因生活习惯或健康等原因不能饮酒，则可在他人为自己斟酒或敬酒时婉言谢绝，并说明自己不能饮酒的客观原因，或主动以其他饮料代酒。切忌在谢绝饮酒时乱推酒瓶、倒扣酒杯或将自己杯中的酒偷偷倒掉。

二、西餐安排及礼仪

在涉外活动中，为了照顾外国客人的饮食习惯，有时也用西餐来招待客人。西餐是欧美地区菜点的统称，其十分注重礼仪。因此，了解一些西餐方面的知识是十分重要的。

（一）西餐的上菜礼仪

西餐的上菜礼仪主要是指上菜的顺序。一般情况下，西式宴请中的上菜顺序如下：

① 头盘。也称开胃菜，有冷头盘和热头盘之分，常见的品种有鹅肝酱、鱼子酱、熏鲑鱼等，其味道以咸、酸为主，通常品精量少。

② 汤。即西餐的第二道菜，常见的有海鲜汤、蘑菇汤、牛尾清汤、葱头汤等。

③ 副菜。即水产类、蛋类、面包类、酥盒类菜肴的统称，因其鲜嫩易消化，所以放在主菜之前。其中，吃鱼类菜肴时，讲究使用专用的调味汁，如鞑靼汁、荷兰汁、酒店汁、白奶油汁、大主教汁、美国汁和水手鱼汁等。

④ 主菜。即各种肉、禽类菜肴。肉类菜肴的原料主要是牛、羊、猪等各个部位的肉，其中最有代表性的是牛排。肉类菜肴配用的调味汁主要有黑胡椒汁、浓烧洋葱汁、磨菇汁等。禽类菜肴的原料主要是鸡、鸭、鹅肉或者兔和鹿肉等野味，常采用煮、炸、烤、焖等方法制作。禽类菜肴配用的调味汁主要有咖喱汁、奶油汁等。

⑤ 沙拉。即蔬菜类菜肴，可与主菜同时上桌，也可在主菜后上桌。沙拉一般由生菜、西红柿、黄瓜、芦笋等制作而成，其调味汁主要有醋油汁、乳酪沙拉汁等。

⑥ 甜品。即在主菜之后食用的小点心，如布丁、饼干、冰淇淋、奶酪、水果等。

⑦ 热饮。即咖啡或茶，二者选其一。饮咖啡时一般应加糖和淡奶油；饮茶时一般应加香桃片和糖。

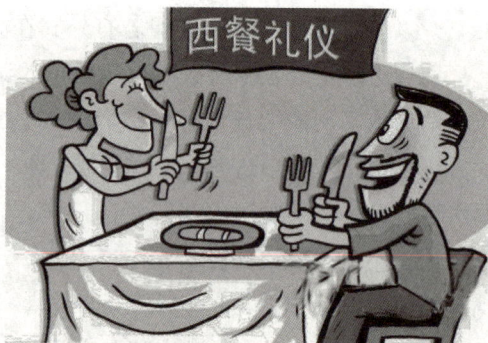

（二）西餐餐具的摆放和使用礼仪

西餐餐具一般包括刀、叉、匙、盘、杯和餐巾。其中，刀分为肉刀、鱼刀、甜点刀、黄油刀等，叉分为肉叉、鱼叉、甜点叉、沙拉叉等，匙分为汤匙、甜品匙、茶匙或咖啡匙等，盘分为垫盘（用于切割或盛放食物的盘）和甜点盘，杯分为红葡萄酒杯、白葡萄酒杯和水杯。

1. 西餐餐具的摆放礼仪

西餐餐具的种类和数量较多，其摆放的位置也十分讲究。通常，每套餐具的摆法如下：

垫盘放在餐位的正中间。垫盘的正中心放叠好的餐巾，其左侧纵向放叉，叉齿向上，右侧纵向放刀和汤匙，刀刃朝向垫盘，匙心向上；叉的左侧纵向放甜点盘和黄油刀，刀刃朝向垫盘；垫盘的正前方横向放甜品匙和甜点叉，匙柄朝右，叉柄朝左；垫盘的右前方斜向放 3 只杯子，通常，杯子从右到左依次为白葡萄酒杯、红葡萄酒杯和水杯（有时也为香槟酒杯、葡萄酒杯和水杯）。整套餐具的摆放应如图 5-11 所示。

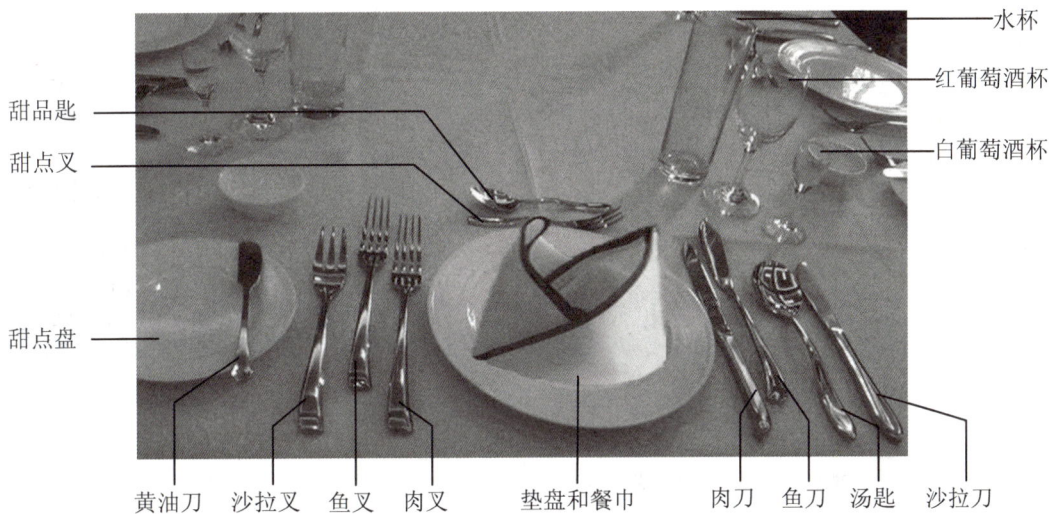

图 5-11　西餐餐具的摆放

2. 西餐餐具的使用礼仪

（1）刀叉的使用

使用刀叉时，应从外侧向内侧取用，左手拿叉，叉齿向下，右手拿刀，刀刃向下。

切割食物时，拿叉按住食物，用刀切成小块，被切成小块的食物应刚好适合一次性放入口中。在切割食物时，要双肘下沉，不要左右开弓，更不要弄出声响。

被切割好的食物应用叉送入口中，而不能用刀扎着吃。叉起食物往嘴里送时，牙齿只可碰到食物，而不要咬叉，更不要让叉与牙齿碰出声响。

在进餐途中需要休息时，可使叉在左、刀在右，叉齿向下，刀刃向内，二者呈"八"

字形摆在餐盘中央，以表示此菜尚未用完。当吃完一道菜时，应使叉在左、刀在右，叉齿向上，刀刃向内，将其并拢摆放在餐盘中，以示此菜已用完。

在进餐途中的任何时候，都不要将刀或叉的一端放在盘上，另一端放在桌上。

（2）餐匙的使用

西餐中的餐匙主要指上文所提到的汤匙、甜品匙或茶匙（若不上甜品，则甜品匙常为茶匙所代替），汤匙、甜品匙、茶匙分别用于饮汤、取甜品、搅拌茶或咖啡，三者不可混用，不可用汤匙和甜品匙舀取其他任何主食或菜肴，也不可用茶匙舀取茶水或咖啡。

用匙取食时，动作应干净利索，切勿在甜品或汤中搅拌。每次取用的食物不可过多，并应一次性将其送入口中，不可对一匙食物分几次品尝。

用汤匙舀汤时，应从汤盘的中心部位向外侧舀，然后再送到嘴边饮尽，注意不要将汤匙全部塞进嘴里。

在用餐过程中，不能将已经使用的匙放回原处，也不可将其插入菜肴或立于甜品、汤盘之中。

（3）杯子的使用

西餐中的 3 只杯子用于盛装不同的饮品，可从外侧向内侧依次使用，也可以跟随女主人的选择来使用。在使用高脚的葡萄酒杯品酒时，应手持杯柱部分饮酒，而不能用手捧住杯腹，以免手温破坏酒的口感。

女士在使用酒杯时，不能在杯口上留下口红印，否则是有失礼仪的。

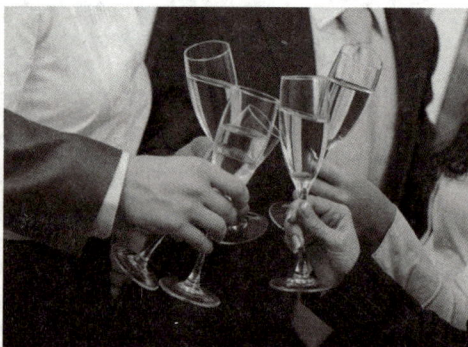

（4）餐巾的使用

用餐前，通常应将餐巾打开，沿对角线折成三角形状或平行对折成长方形，平铺在双腿上，并将折口朝外，以便拿起来擦拭嘴巴。切勿将餐巾围在脖子上、掖在裤腰上或放在其他地方。

在用餐期间与人交谈时，应先用餐巾擦拭一下嘴巴。擦拭嘴巴时，可用餐巾的一角轻轻按压，并将弄脏的部分卷入内侧，以保持餐巾表面的整洁。进餐时，若需吐出鱼骨或水果种子等物，则应用餐巾遮住口部后，再用手接住吐出。

不能用餐巾擦汗、擦脸或擦鼻涕，更不能用其擦拭餐具或餐桌。

用餐期间暂时离席时，应将餐巾放在自己的座位上，以示稍后会继续用餐，切勿把餐巾揉成一团挂在椅背上或放在餐桌上。用餐结束后，则可将餐巾放在餐桌上，以示停止用餐。

想一想

"绅士"的迷惑

有位绅士独自在西餐厅享用午餐，风度之优雅，吸引了许多女士的目光。当时侍者将主菜送上来不久，他的手机突然响了，他只好放下刀叉，把餐巾放在餐桌上，然后起身去回电话。几分钟后，当那位绅士重新回到餐桌的座位时，桌上的酒杯、牛排、刀叉、餐巾全都被侍者收走了。

请问：那位绅士失礼之处何在？正确的做法是什么？

（三）西餐就餐礼仪

西餐菜肴和中餐菜肴的吃法有较大差异，下面简要介绍常见的西餐菜肴的吃法。

1. 肉类的吃法

西餐中的肉类一般都是大块的（如羊排、牛排、猪排等），吃肉时，应使用叉将肉按住，用刀从肉的左侧开始，将其切成小块，边切边吃。切肉的时候不宜发出声响，也不宜一次性将肉全部切成小块，以免肉汁过早流出而影响口感。

2. 鱼类的吃法

吃全鱼时，宜先使用刀叉将鱼的头、尾、鳍切除，再吃鱼肉。吃鱼肉时，应从左到右边切边吃，切勿翻动鱼身。吃完鱼肉的上层后，用刀叉剔掉鱼骨，再吃下层。

3. 汤的喝法

喝汤时，必须用汤匙舀起来喝，其正确姿势为：左手扶住盘沿，右手持汤匙由汤盘内侧向外侧将汤舀起送到嘴边，身体略微前倾，将汤喝入。喝汤时不可发出声响，也不可频率过快。

4. 面包的吃法

吃三明治和烤面包时，可用左手拿面包，用右手把其撕成小块、涂上奶油后再吃。吃硬面包时，则可先用刀将其切成两半，再用手撕成小块来吃。无论是哪种面包，都不可拿着一整块咬着吃，也不可用其蘸汤吃。

5. 酒的喝法

在西餐中喝酒时，应先轻轻摇动酒杯，闻一闻酒的醇香，然后倾斜酒杯小口地轻轻喝，切勿吸着喝或者一饮而尽。喝酒时，应避免边喝边透过酒杯看人、边吃东西边喝酒或者拿着酒杯边说话边喝酒。

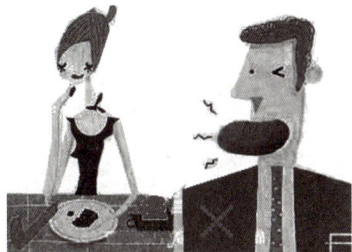

若要举杯庆祝，应由男主人提议，而不可由客人提议。喝酒干杯时，即使不喝，也应该将杯口在唇上碰一碰，以示敬意。与他人碰杯时，应当目视对方；与多人碰杯时，可以举杯示意，也可以与之一一碰杯，但应避免交叉碰杯。

敬酒时，可按照先职位高者后职位低者的顺序进行，也可按照顺时针的方向先近后远地进行。为他人斟酒时，应遵守"酒到八分满"的原则；当他人为自己斟酒时，若不能再喝，则可用手稍盖酒杯，以表谢绝。宾主双方均应量力而行，不要劝酒。

6. 水果的吃法

吃苹果、梨之类的水果甜点时，应先用刀将其切成4～6片，然后去皮与核，再用叉子取食，而不要拿起整只用嘴咬着吃。吃香蕉时，应先将其剥皮后放在盘中，用刀切成片，再用叉一块一块地取食，而不要整根拿着吃。

7. 咖啡的喝法

喝咖啡时，应先往咖啡杯里加入少许糖和牛奶。加砂糖时，可用咖啡匙舀取后直接加入杯中；加方糖时，则应先用糖夹将方糖夹到咖啡碟面向自己的一侧，再用咖啡匙把方糖放入杯中。在加入糖和牛奶之后，应先用咖啡匙搅匀咖啡，然后将咖啡匙放在碟子的左边，再用食指和大拇指端起咖啡杯饮用。需要注意的是，不要让咖啡匙留在杯子里时就饮用咖啡，也不要用咖啡匙舀起咖啡饮用。

第四节　电话事务及礼仪

电话作为一种现代化的通讯工具，在秘书工作中是必不可少的联络手段。秘书掌握一些使用电话的艺术，有助于秘书工作的顺利进行，有助于在社会上树立秘书及所在单位的良好形象。

一、拨打电话的礼仪

秘书在拨打电话时，应当注意以下几个方面的礼仪：

（一）礼貌通话

拨通电话后，首先应向接听人问好，并作自我介绍，然后向对方报出受话人的职衔和姓名，其标准模式为："您好！我是××医院××科室××（职位）××（姓名），我要找贵单位××（职位）××（姓名）先生/小姐。"接着，主动告知接听人来电事由。

若电话是由受话人的秘书代接的，则应在礼节性的问候之后，使用礼貌用语（如"请"、"劳驾"、"麻烦"等）请其代为转接。若受话人不在，则可请其转告来电事由，或者征询

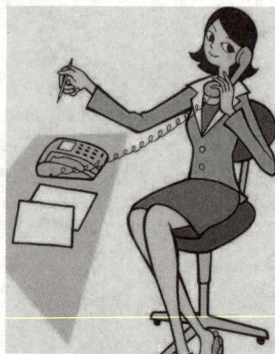

受话人在座位的时间后，选择合适的时间再打。

与受话人通话时，应当语气亲切、声调柔和、语速适中、吐字清晰、语言简洁，要让受话人感受到自己的友好与亲切，切不可高声喊叫、嗲声嗲气或者声音小若耳语。通话时，应时刻注意使用礼貌用语。若通话时电话中断，则最好再次拨通电话予以解释，以免对方以为电话是来电者有意挂断的。

若拨错了电话号码，则应礼貌地向被打扰者道歉，切忌一声不吭地挂断电话。

（二）控制通话时间

一般而言，商务电话的每次通话时间应当控制在 3 分钟之内。通话结束时，应当礼貌地向受话人告别（如"谢谢您，再见！"或者"有时间再联系"等），然后挂断电话。挂电话时，应轻放听筒，以免引起对方的误会。

（三）有序挂断

挂断电话时，通常应遵循如下规则：① 男士与女士通话时，由女士先挂断，男士后挂断；② 同级别的人通话时，原则上由打电话者先挂断，接电话者后挂断；③ 上司与下属通话时，由上司先挂断，下属后挂断。

二、接听电话的礼仪

秘书在接听电话时，应当注意以下几个方面的礼仪。

（一）及时接听，礼貌应答

电话铃响后应当及时接听，切忌拖延或直接挂断。通常，在电话铃响 2～3 声时接听最佳，这样既不会让发话人（即来电的一方）感到突然，也不会让其久等。若电话铃响了 3 声以上才接听电话，则接听人首先应向发话人致歉，如"对不起，让您久等了。"

接通电话后，首先应当向发话人问好，并作自我介绍，然后主动询问发话人要找的受话人。例如，"您好！××公司，请问您找哪位？"或者"您好！××公司，请讲。"

若自己就是受话人，则应礼貌地应答发话人；若自己不是受话人，则应礼貌地为对方转接，并请其稍等一会儿，如"请稍等，我帮您转接。"或者"请稍等，我去帮您转告"等，切不可在电话旁边大声叫喊受话人的名字。

若受话人不在办公室或不在座位上，则应及时、礼貌地告知发话人（如"对不起，他现在不在，您可以 10 分钟以后再打吗？"），然后询问发话人是否需要转告留言，并记下其姓名及电话，切忌让发话人久等或直接挂断电话。

若接听到发话人打错的电话，则应友好地告知或提醒对方，而不可表露出愤怒或不耐烦的情绪。

（二）仔细倾听，做好记录

无论自己是受话人还是代别人接听的人，都应当仔细倾听发话人的问话和要求，并在通话过程中不时地回应对方（如不时地"嗯""哦"或说"是""好"之类的话），让对方感到自己在认真倾听，而不可默不作声或者轻易打断对方的谈话。在通话的过程中，还应做好通话记录，以避免遗忘或便于转告。

（三）结束通话，礼貌挂断

接听电话的一方不宜率先提出结束通话的要求，而应让对方先提出。若接听的一方确有急事需要中止通话，则应礼貌地向对方说明原因，请求对方谅解，并告知对方自己一有时间便马上回电。结束通话后，可以根据拨打电话时的礼仪规范挂断电话。

案例分析

秘书人员要认识到所有客人都会认为自己是重要的，所以在接待时要时刻注意自己的言行。小孙对客人说经理正在接待一位重要的客人，这暗示了这位客人"是不重要的"。另外，小孙应对不能及时接待的客人表示歉意，并恭敬地请其坐下等待，而不应只是匆匆地请其坐下。从上述案例我们可以知道，秘书人员在实施接待工作时，必须给来宾留下细致周到的良好印象。

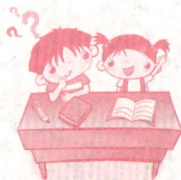

课后习题

一、填空题

1. 接待服务的原则一般包括：_____、_____、_____、_____、_____、_____。

2. 接待客人引路时，自己在_____方，和客人保持适度的距离，侧身引导，并用邀请式手式。

3. 小轿车的乘车座次顺序通常为_____尊于_____，_____、尊于_____。

4. 小型会议排座的 3 种具体形式为_____、_____、_____。

5. 在宴会中，餐巾不能用来擦_____。

6. 吃西餐时，左手拿_____，右手拿_____。

二、选择题

1．下列符合迎客礼仪的行为是（　　　）。

　　A．客人到站后，主人主动帮忙提携客人的公文包

　　B．专职司机开车迎接客人时，主人方的秘书将前排副驾驶座安排给了客人

　　C．主人亲自开车迎接客人时，客人将前排副驾驶座留空，并坐到主人后面那排座位上

　　D．下楼时，主人走在前面，并让客人走在后面

2．下列符合奉茶礼仪的是（　　　）。

　　A．茶水斟得满至杯沿

　　B．奉茶时，应以左手托住茶盘底部，右手扶住茶杯，将茶端给客人

　　C．茶具有缺口或裂痕

　　D．为多位客人奉茶时，各杯茶水的颜色深浅不一

3．下列符合送客礼仪的是（　　　）。

　　A．在客人提出告辞但还未起身时，便起身准备送客

　　B．送客时，客人首先伸出手来与主人相握，才能伸手相握

　　C．在客人说"请留步"时，就转身返回

　　D．送客返身回屋时，轻轻地关上大门

4．下列选项中，（　　　）不属于会议前的准备工作。

　　A．成立会务组　　　　　　　　　B．安排会议议程和日程

　　C．做好现场记录　　　　　　　　D．拟发会议通知

5．下列选项符合拨打电话礼仪的是（　　　）。

　　A．拨打电话前未理出通话要点，通话结束后发现有几个要点忘记说了

　　B．拨通电话后，发现接听人所处的环境中有吵闹声，但仍继续通话

　　C．拨通电话后，首先向接听人问好并作自我介绍，然后报出受话人的职衔和姓名

　　D．同级别的人通话后，接电话者率先挂断电话

6．下列选项符合接听电话的礼仪的是（　　　）。

　　A．电话铃响5~6声后，接听人拿起电话就问"什么事"

　　B．接通电话后，发现自己不是受话人，便在电话旁边大声叫喊受话人的名字

　　C．在仔细倾听发话人讲话时，不作任何回应

　　D．接听电话的一方确有急事需要中止通话，应礼貌地向发话人说明原因，请求对方谅解，并告知对方自己一有时间便马上回电

三、实训模拟

场景：某单位组织一场技术研讨会，你负责去机场接待李教授和他的助理，然后送他们去酒店休息。模拟具体场景。

第六章　现代文秘的专项活动

【引　言】

　　文书处理、印章管理、信息管理、调查研究等是现代文秘必须掌握的基本工作，也是学习护理文秘必须要掌握的内容。

【学习目标】

❖　了解文书处理的含义

❖　熟悉文书处理的流程

❖　掌握印章的保管方法

❖　了解信息管理的特征及一般程序

❖　了解调查研究的基本方式

案例引导

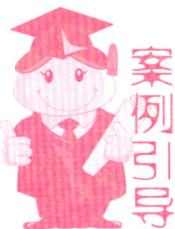

　　兴建公司是一家小型公司，办公室人员要兼做档案工作。为了降低成本，提高效率，秘书小王和小赵在年终整理档案时，用胶水粘贴很快就完成了大量文档的装订工作。3个月后。公司经理要调用一份归档文件，分管档案的人员找到那份文件后吃了一惊。原来那份文件经过胶水粘贴，字迹已变得模糊不清了。

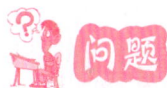

问题

你认为案例中的两位秘书对档案的处理存在哪些不当之处？

第一节　文书处理

一、文书处理的含义

　　简单地说，文书处理就是对单位之间来往文件的具体办理。它是各单位各部门贯彻执行党的路线、方针、政策，协调各单位、各部门上下左右关系，辅助领导处理日常工作和作出决策的重要手段。

二、文书处理的流程

（一）发文处理

发文处理是指以本单位名义对外制发公文的一系列工作过程（包含只对单位内部的发文），是机关日常公文处理中的重要部分。发文处理主要工作环节如下。

1. 草拟

草拟文稿是指形成一份正式公文之前的文字工作。

2. 审核

审核又称核稿，是指文稿送交领导签发之前，对文稿从内容到形式所做的全面检查和修正工作。审核是文书处理的关键环节之一，一般由秘书部门负责人或领导指定，由经验丰富、水平较高的秘书人员承担。完成审核后，应当在发文稿纸的"审核"栏中签注姓名，以示负责。

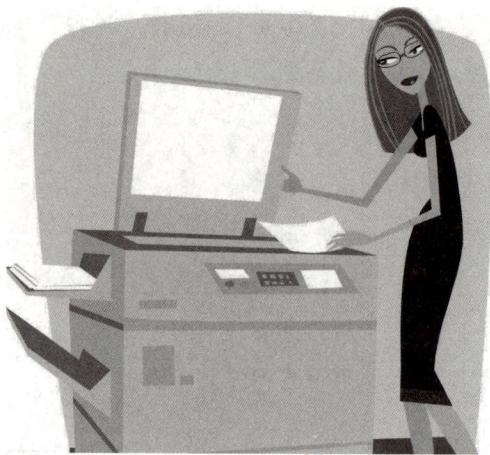

3. 签发

签发是指领导人审定文稿后，在发文稿纸的有关栏目内签注同意发出的意见，如"发""急发""同意"等，并签署姓名和日期。经领导人签发后，文稿开始生效，并据此缮印正本。签发是领导人履行职权的一种重要表现。

4. 复核

复核是指文秘部门在公文正式印刷前，对公文进行全面、系统的复查工作。

5. 缮印

缮印指对公文进行缮写誊清和印刷。缮印的公文是最后的成品，代表本单位对外发生的效力。因此，缮印工作必须保证质量，做到文字准确、字迹工整清晰、符合规定体式、页面美观大方、装订整齐牢固，以便收文机关阅读、处理和保管。

6. 用印

用印是指在印制或誊清的公文、信函上加盖公章。公章是代表机关职权的一种凭证和标志。公文一经盖章立即生效。

7. 登记

登记是文件发出前的一道手续，主要指发文登记。任何文件在发出之前都要进行登记。登记的内容有发文文号、发文范围、印制数量、发文时间、发出方法等。要求秘书人员在登记时字迹清楚，并详记有关内容。

8．封发

封发指文件印制后按照登记的范围进行装封和发出。

（二）收文处理

收文处理是指接收上级机关、下级机关、平级机关或其他送交本单位的各类公文材料，按照规定进行公文处理工作。

1．签收

公文签收是指收到公文后，收件人在送件人的公文投递单、送文通知单或回执单上签字，以明确交接双方的责任。

2．登记

收文登记是将需要登记的公文在收文登记簿上编号并记载公文的来源、去向。

3．审核

收文审核主要是指收到上级机关、平级机关或下级机关的公文后进行的核查工作。经审核后，若发现收文不符合有关规定，经办单位可在领导指示下，退回呈报单位，但应说明原因和理由。

4．拟办

公文的拟办就是指承办人对于准备如何处理收文提出初步方案和意见，以供领导人在决断时参考。一般由办公室负责人提出拟办意见。

5．批办

公文的批办就是指单位领导或办公室负责人就某份公文如何办理所做的批示意见。批办要及时，批办意见要明确、具体、可行。

6．承办

公文的承办包括两层含义，一是指办理具体工作；二是指公文的拟撰、文字记录、文字处理等需要办理答复的公文。承办是一个关键环节，属于公文处理的核心部分。

7．催办

催办是指适时对公文承办情况进行督促检查。催办的方法主要有电话催办、发函催办、登门催办、请承办部门来人汇报等4种方法。

（三）文书立卷与归档

立卷是指文秘部门将处理完毕且具有保存价值的公文，按照它们在形成过程中的关系和规律进行系统地整理、编目，组成案卷。归档是指文书部门将办理完毕的文件整理立卷后，定期移交给指定的档案部门集中保管。立卷是整理与保管档案文件的一种重要手段和方法。归档是文书工作的最后一个环节。一般

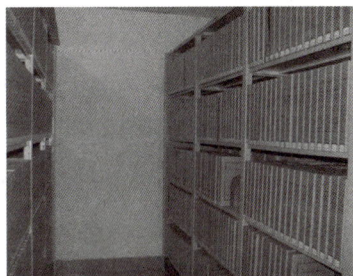

来说，具有保存查考价值的文件都须归档；归档的时间要求是定期归档，一般在第二年的上半年；所有归档的文件均需经过整理、立卷、编目和装订，并需编制案卷目录作为移交清册，以保证资料的齐全完整。

第二节　印章管理

一、印章的含义和种类

印章是指刻在固定质料上的，代表机关、组织、单位和个人权力的图章，是企事业单位行使职权的凭证和对外联系的标志。印章代表了一个单位的权力和利益，一旦出现问题可能会给单位带来重大损失，因此秘书人员有责任将印章管理作为自己一项非常重要的任务。

秘书部门掌管的印章主要有 3 种：一种是单位印章（含钢印）；第二种是单位领导人"公用"的私章；第三种是秘书部门的公章。值得注意的是，只有得到法律认可的单位或人员才备有印章，并在印章上以印文的形式标明其法定名称。印章是单位的标志，各种文件、凭证等若不盖章，对外一律无效。

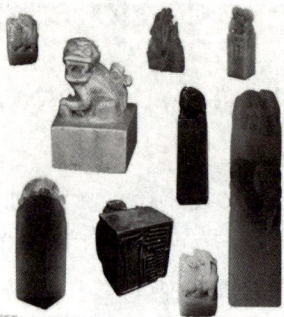

二、印章的刻制及启用

印章的刻制是一项十分严肃的工作，印章的规格、尺寸、文字、图案等必须严格遵守国家的有关规定，不得擅自更改；刻制印章时必须执组织证明及公安部门的批准证明，到指定的刻字单位刻制，任何人不得擅自刻制公章。

印章启用时一般由制发单位发出启用通知，通知中盖上所启用印章的印模，发给有关单位保存，以备查考。废用印章必须封存，并交原颁发印章机关注销。

三、印章的审批和使用

使用印章必须经过主管领导批准，并进行认真的登记。未履行手续或手续不全时，不得用印。公章一律不得用于空白介绍信、空白纸张、空白单据等。一般介绍信及身份证明，须经领导批准同意或审核后，方可盖章。

四、印章的保管

印章必须由单位领导指派专人负责保管和使用，严禁擅自使用或外借。因故需临时交接，须经领导批准同意并严格办理交接手续。印章应用专柜保管，使用印章时应即取、即用、即收。如果印章丢失，要立即报告公安机关备案，并以登报或信函等形式通知有关单位，声明其遗失或作废。

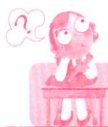

想一想

孙某是某机关单位的一名秘书。一次，在未经过单位领导同意的情况下，孙某在一张空白的介绍信上盖章，并交给他的好朋友张某使用。张某利用这张空白的介绍信，以单位的名义为个人办私事提供方便，造成很坏影响。事后，孙某受到严肃批评并被调离了工作岗位。

问题：孙某作为一名秘书，在此件事上有哪些过错？

答案：孙某在此件事上主要有两处过错：一是未经主管领导批准，私自在介绍信上盖章；二是将公章用于空白介绍信。

第三节　信息管理

一、信息的基本含义

信息是这个世界中客观事物特征和变化的最新反映，它存在于自然界和人类社会的一切领域中，直接或间接地向人们显示着事物之间的客观联系，并经过传递再现客观事物的某种变化状态。

二、信息的特征

1. 客观性

信息是客观事物的特征和变化的最新反映，而客观事物的特征和变化是不以人的意志为转移的客观存在。因此反映了这种客观存在的信息也就具备了客观性。

2. 时效性

信息是客观事物的特征和变化的最新反映，这个"最新"就体现了它的时效性。另外，信息的价值在于通过传递而利用，那些能够及时传递并适合人们需要的信息才能利用，这正是社会需求的强烈时效性带来了信息的时效性。

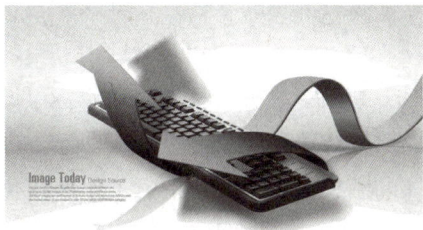

3. 传递性

信息本身是抽象的，要借助于一定的载体，表现为具体的信息产品才能为人们所感知、所接受。信息既可以用书面文字作为载体，也可以用声音图像作为载体，这样信息就能进行空间和时间上的传递，更广泛地发挥它的效用。

4. 共享性

信息可同时被多方利用，这就是信息的共享性。对于输入者来说得到了新的信息，对于输出者来说并不减少信息，双方可以一同享用信息。

5. 系统性

客观事物处在不断的发展变化中，因而客观世界所发出的信息是连续不断的，具有连续性。因此信息需要具备系统性，才能更好地发挥它的作用。

读一读

21 世纪日本企业发展的法宝——信息

信息被称为 21 世纪最重要的资源之一。日本政府和企业对信息工作非常重视，有人形容日本人在搜集信息方面像梭子鱼一样什么都不放过。日本一些大的公司在世界各地都有自己的信息搜集点。日本最大的企业之一——日本三菱公司在世界各国设立了 100 多个办事机构，每天收回的电讯资料可绕地球 11 圈。该公司的信条是：企业的成败在于经营，而经营的关键在于信息和预测。

日本索尼公司在 20 世纪 50 年代初还是一个不起眼的小企业。1953 年，该公司总经理盛田昭夫在美国考察时获得了晶体管问世的消息，便立即从美国引进该项技术，用于收音机和电视机，从而使企业获得了飞速发展。

三、信息处理的一般程序

（一）信息收集

收集信息的途径主要有以下几种。

1. 利用信息网络收集信息

这是党政机关收集信息的主渠道。目前全国党政机关系统已经建立了覆盖面广泛、布局比较合理、反应灵敏、高效运转的信息网络，形成了一大批素质较高的专兼职人员，为辅助领导决策和实现信息工作现代化奠定了良好的物质基础。

2. 利用会议收集信息

会议是交流情况、部署工作、商讨对策、传播信息的重要场所，是领导指导工作的重要手段之一。因此，会议往往成为重要的信息源。秘书人员要充分利用会议收集重要信息。

3. 利用群众来信来访收集信息

信访是国家政治生活的"气象台"。在信访接待工作中，能够了解来自基层的大量真实情况。

4. 利用调查访问收集信息

这是秘书人员有目的、有重点、主动收集信息的重要途径，并且常常能够得到许多具有预见性的重要信息。

5. 利用机关公文收集信息

机关公文是信息的重要载体，蕴涵着大量信息，是收集信息的常规途径。秘书人员要随时注意公文中反映的重要信息。

（二）信息加工

由于信息量猛增，大量的原始信息源源不断地涌入秘书部门。秘书部门作为信息处理的枢纽，必须对输入的信息进行加工处理工作，通过鉴别、筛选、提炼、综合、编写、审核等环节，提高信息"产品"的质量和价值。

（三）信息传递

信息传递就是把经筛选加工后编制而成的信息，通过各种途径提供给接受者和使用者。只有经过传递，才能使收集、整理成为有效的劳动，信息也才能达到既定目标，从而实现它的价值。一般来说，由于信息具有时效性、共享性，因此信息传递的速度越快、范围越广，信息的利用就越广泛、越迅速，共享的意义就越大。

信息传递主要是空间传递和时间传递，它们可以通过文件、信件、录音录像带、胶卷、电话、传真、电视、计算机等来实现。

（四）信息存储

信息存储是把收集到的和经过加工处理的信息资料以文字、图像等形式，借助计算机手段和各种媒介记录系统地保存下来，以备需要时查找利用。

（五）信息输出

信息收集、加工的最终目的不是为了保存，而是为了输出和提供给领导决策使用。输出信息一要准确无误；二要及时迅速，不可贻误时机。

（六）信息反馈

领导决策的贯彻落实需要监督，这就要加强信息反馈，及时了解和掌握决策实施的情况。

（七）信息利用

在秘书信息工作领域，信息的利用价值主要体现在领导者决策方面，秘书部门的责任就是及时、准确地向领导者提供充足、优质的信息。

读一读

护理部秘书孟娜是内科一区护士长刘涛的好朋友。一次两个人在一起吃饭，孟娜提到了一件让她苦恼的事情：有个患者家属非要带微波炉到病房来，但医院规定禁止患者私带电器。无论孟娜怎么解释，患者家属都不听，还破口大骂说她没人性。

吃完饭分手后，刘涛越琢磨越觉得内科"微波炉事件"并不是偶然的事件，从家里带来的饭菜容易凉，有些进行持续治疗的患者往往会耽误了吃饭……如果我们能想患者和家属所想、急患者和家属所急，不是可以避免不必要的护患冲突吗？想到这些，刘涛走访了几个科室，收集了各方意见，并将意见向护理部主任进行了汇报，得到了护理部主任的支持。在护理部的积极争取下，医院为每个病区配备了供患者使用的微波炉，获得了患者和家属的好评。

第四节　调查研究

一、调查研究的含义

秘书调查研究是指秘书人员根据领导指令和工作需要，运用各种方法或技术手段，对某一客观事物或问题进行系统的考察和分析，从而把握事物的本质特征及发展规律，寻求科学的解决方法的一种社会实践活动。

二、调查研究的基本方式

为了实现调查研究的目的，调查人员可以根据调查研究课题、调查的范围和对象以及调查人员自身时间、精力的情况，选择不同的调查研究的方式。

（一）对群体的调查方式

以群体为对象的调查，特征是调查对象是某一社会群体，代表了某一阶层、某一领域的意向，调查的课题相对来说较为具体化和专门化。

1. 调查会和研讨会

召开调查会和研讨会就是把调查对象集中在一起，由主持人先讲清调查目的、内容、意义，然后进行引导发言、讨论，通过与会者畅所欲言，相互启发补充，达到掌握情况、弄清事情真相的目的。

运用这种调查方式要注意：一是确定参加人选和人数，选择了解真实情况、敢于讲真话、有代表性的调查对象，事先通知，让调查对象有所准备；二是要认真写好调查记录。

2. 网络调查

网络调查就是充分发挥计算机网络信息量大、方便快捷、新鲜有趣的特点，通过网络进行某一课题的调查。具体做法是调查人员通过互联网络发出调查课题和要求，采用问卷或讨论的方式收集来自于网络的信息资料。网络调查只用于一般性的社会调查，不适用于重大决策问题的调查研究。

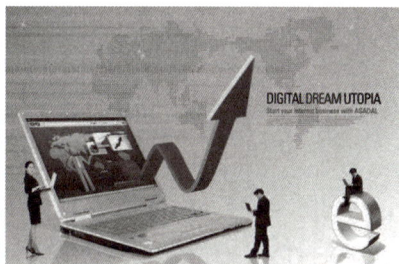

（二）对个体的调查方式

1. 个别访问

个别访问指调查人员和调查对象进行面对面个别交流，分别访问、了解或核实情况的调查方法。调查对象一般是有关领导人、当事人和知情人。

领导人是有关部门的负责人，了解具体情况，看待问题比较全面；当事人是事情的亲历者，向他们做调查可以得到最真实的细节。但当事人易就事论事，只看到局部现象，有时具有片面性，这就需要向知情人调查。知情人不一定参与事情的全过程，但旁观者因没有利害冲突，更能反映真实情况。

2. 微服查访

在某些不宜公开真实身份的场合下，调查对象会对调查人员心存疑虑，这时调查人员就应调整自己的调查方式，用隐瞒自己身份的方法，随机灵活地了解事情的真实情况，这种方法就是微服查访。

3. 电话调查

电话调查省时省力、直接具体。运用电话调查要求调查人员对调查目的、内容比较熟悉，打电话只是对某些细节求得实证，所以要注意谈话的技巧，让调查对象无可推避。

（三）对集合对象的调查方式

1. 普遍调查

普遍调查就是对一定范围内的调查对象无一例外地逐个进行调查。采用这种方法有利于对一定调查范围内、特定时间状态下的社会现象进行全面掌握。

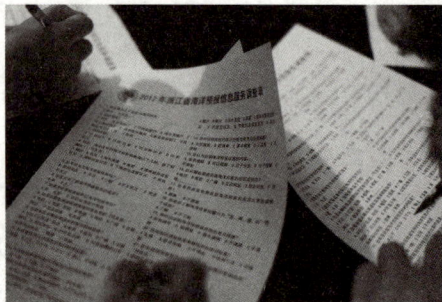

2. 抽样调查

按照随机的原则，在一定总体调查范围内有目的的选择某个或几个具有代表性的特定调查对象作为样本进行调查。这是一种比较科学、经济而又能反映全局的调查方法。

3. 综合调查

综合调查就是综合运用多种调查方法，对调查对象进行调查、实现调查目的的方法。这种方法一般用在对较大课题的调查研究上。

4. 统计调查

利用现有各种工作生产情况的统计资料和统计手段，获取所需数据资料，达到了解情况、获得信息的调查方法就是统计调查。

5. 专题调查

专题调查就是为了研究某些专题问题而进行的调查。它的调查内容是单方面的，调查对象明确、内容单一，有针对性，能够探索出很多专门问题。

6. 典型调查

典型调查是依据调查目的，在对被研究的现象进行合理分析的基础上，有意识地选择少数具有代表性的对象进行深入分析。

7. 追踪调查

为了全面、系统地了解某一事件或工作的进程，就需要进行追踪调查。这种调查具有长期性和连续性。比如要调查青少年心理发展与环境的影响，就必须进行长期的追踪调查。这种调查需要调查人员长期的投入，时间精力耗费较大，一般用于科学研究项目的调查。

8. 对比调查

对比调查就是对两个或两个以上相互存在联系的对象同时进行调查研究，从中发现异同，找出规律。这种调查常用于对新旧产品和新旧方案的比较中。

三、调查研究的基本程序

调查研究是一项基本工作，既具有高度的政策性，又具有很强的业务性。调查研究通常分为准备、实施和完成 3 个阶段，各阶段又分为若干环节。

（一）准备阶段

准备阶段主要是做好调查研究的组织落实工作。按照工作顺序分为下述 5 个环节。

1. 确定调查研究题目

调查研究是目的性、针对性极强的工作，总是围绕一定的题目来进行。因此，确定题目是调查研究过程中具有战略意义的首要环节，关系调查研究的成败。确定调查研究题目要注意 3 点：限定性、现实性和可行性。

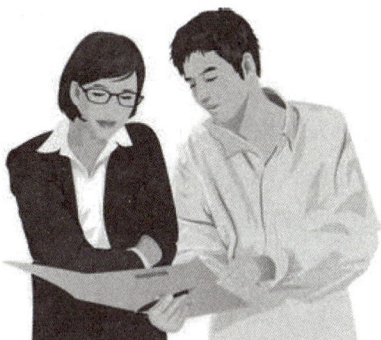

2. 选择调查研究对象

调查研究题目确定后，要选定调查研究对象，即确定外出调查研究的地点、单位、范围、被调查人员等。既要服从调查研究目的的需要，还要考虑调查对象内部的情况限制以及秘书部门的人力、物力、时间等约束条件。

3. 确定调查研究人员

根据调查研究题目的特点及要求，选配熟悉情况、工作踏实、作风正派以及具有专业知识水平的人员参加。要保证调查研究人员结构合理，数量适当。

4. 熟悉情况，收集资料

调查之前，要组织有关人员熟悉调查对象的历史、现状、业务特点、相关统计数据、政策规定情况，以便收集必要的资料，具备与调查研究有关的基础知识，提前进入角色，避免调查过程中出现太外行的言行举止。

5. 拟定调查研究计划和调查大纲

调查研究计划是调查研究工作的实施方案，主要根据调查研究任务确定。应当包括以下内容：调查研究目的和要求，调查研究对象和项目，调查研究的组织分工，调查研究的方式和方法，调查研究实施步骤、时间安排以及交通食宿事宜等。

调查大纲是围绕调查项目和内容，按照一定的逻辑关系罗列而成的。准备调查了解的主要问题，要有层次，主次分明。

（二）实施阶段

1. 调查阶段

就是进入调查现场，按照调查方案，运用各种方法直接收集耳闻目睹的第一手资料或原始材料，这些材料多多益善。

2. 研究阶段

就是对原始材料进行归纳整理、综合分析，进行统计分析和理论分析，这就是通常所说的"去粗取精，去伪存真，由此及彼，由表及里"的加工制作，确保调查材料的真实准确、完整和简明。

统计分析旨在对事物做量的分析，揭示事物的规模、数量、水平、比例等方面的状态，说明事物发展的方向和速度；理论分析旨在对事物做质的界定，揭示事物的本质特征，即内在联系，说明事物的因果联系和发展阶段。

3. 实施阶段

从整体上分为调查和研究前后两个阶段。而实际上调查与研究是相辅相成的。边调查边研究，即一边收集资料，一边分析材料，归纳整理，以明确下一步的方向和目标。随着调查的逐步深入，材料的日益丰富，经过综合分析，人们就会对事物有更加深刻的认识。

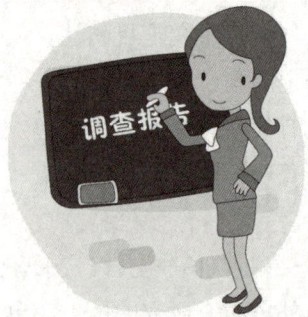

4. 完成阶段

在此阶段，主要做好三项工作：总结评估调查研究活动，认真撰写调查报告，推广应用调查研究成果。

读一读

北京长城饭店是1979年6月由国务院批准的全国第三家中外合资合营企业。1983年12月试营业，是北京6家五星级饭店中开业最早的饭店，是北京第一座玻璃大厦，北京80年代十大建筑之一。

长城饭店的大量公关工作，尤其是围绕为客人服务的日常公关工作，源于它周密系统的调查研究。

长城饭店日常的调查研究通常由以下几个方面组成。

（一）日常调查

1. 问卷调查。每天将表放在客房内，表中的项目包括客人对饭店的总体评价，对十几个类别的服务质量评价，对服务员服务态度评价，以及是否加入喜来登俱乐部和客人的游历情况等。

2. 接待投诉。几位客务经理24小时轮班在大厅内接待客人反映情况，随时随地帮助客人处理困难、受理投诉、解答各种问题。

（二）月调查

1. 顾客态度调查。每天向客人发送喜来登集团在全球统一使用的调查问卷，每日收回，月底集中寄到喜来登集团总部，进行全球性综合分析，并在全球范围内进行季度评比。根据量化分析，对全球最好的喜来登饭店和进步最快的饭店给予奖励。

2. 市场调查。前台经理与在京各大饭店的前台经理每月交流一次游客情况，互通情报，共同分析本地区的形势。

（三）半年调查

喜来登总部每半年召开一次世界范围内的全球旅游情况会，其所属的各饭店的销售经理从世界各地带来大量的信息，相互交流、研究，使每个饭店都能了解世界旅游形势，站在全球的角度商议经营方针。

这种系统的全方位调查研究制度，宏观上可以使饭店决策者高瞻远瞩地了解全世界旅游业的形势，进而可以了解本地区的行情；微观上可以了解本店每个岗位、每项服务及每个员工工作的情况，从而使他们的决策有的放矢。

案例分析

案例中的两位秘书在装订归档文件时力求降低成本、提高效率，动机是好的。但是，虽然用胶水粘贴的方法装订档案很快，却容易造成归档文件粘连、字迹模糊、霉变等，从而给文件保管和利用带来不良影响。

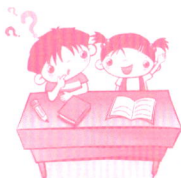

课后习题

一、填空题

1. 收文处理包括_____、_____、_____、_____、_____、_____、_____几个步骤。

2. 使用印章时应_____、_____、_____。

3. 信息的特征有_____、_____、_____、_____和_____。

二、选择题

1. （   ）是文书处理工作的最后一个环节。

    A．发文   B．收文   C．立卷   D．归档

2. 以下关于保管印章的说法，不正确的是（   ）。

    A．须由单位领导指派专人负责保管

    B．不能擅自使用或外借

C. 无需用专柜保管

D. 若印章丢失，要立即报告公安机关备案

三、简答题

1. 简述发文处理的过程。

2. 什么是调查研究？如何准备？

第七章　护理论文写作

【引　言】

护理论文写作是开展护理科研、发展护理学科的一种重要途径和方法。掌握护理论文写作的方法与技巧，对实际护理工作和护理科研可起到推动作用。

【学习目标】

❖　熟悉护理论文的分类
❖　了解护理论文的特点
❖　掌握护理论文选题的基本方法
❖　掌握护理论文书写格式及方法

案例引导

六月的一天，某大学护理学院的本科生刘婉心情无比沮丧。因为在昨天进行的论文答辩过程中，她的论文没有通过。这也就意味着，她不能如期毕业。原来在这几年大学生活中，刘婉经常上网、看闲书，或者找朋友出去玩，几乎没有好好学习过。虽然也有老师进行过论文写作方面的辅导，但刘婉从来没认真学过，以至于到最后连论文写作的基本要求都弄不明白，论文答辩通不过也是必然的。

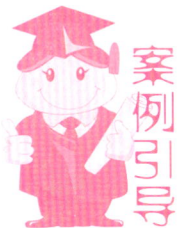

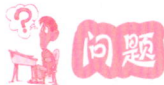

问题

你知道如何写出一篇规范的护理论文吗？

第一节　护理论文概述

护理论文是护理工作者将理论与实践中获得的相关信息进行收集、整理、分析、加工、处理，形成新的知识、新的经验，并以书面形式交流的一种成果形式。护理论文是传播护理知识、推进护理学科发展的载体；是进行工作总结、交流和提高护理技术水平的重要工具。

一、护理论文的分类

（一）根据研究内容和学科范畴分类

1. 基础护理论文

基础护理论文是针对基础护理某个方面的课题进行研究或总结研究成果的学术性文章，例如：《手术后患者疼痛控制满意度状态及影响因素的研究》《两种静脉输液加温方法的比较》等。

2. 临床护理论文

临床护理论文是针对临床专科护理中的某个问题进行研究或反映临床护理成果的学术性文章，目前在护理论文中占有较高数量。例如：《大批伤员急救手术的护理配合》《骨科手术变化及手术室护理对策》《静脉留置针改良穿刺用于小儿手背静脉的临床效果观察》等。

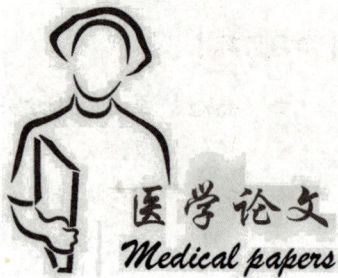

3. 护理管理论文

护理管理论文主要阐述护理管理者在护理行政、业务管理和教育管理中的经验及管理方法，例如：《地震灾害医疗救援中医院感染的预防与控制》《综合性医院内科门诊候诊期不安全因素分析与对策》等。

4. 护理教育论文

护理教育论文是探讨护理教育问题或总结护理教育成果的论说性文章，例如《护士临床实习中带教方法的探讨》《临床护理教学中的伦理问题与对策》等。

5. 心理护理论文

心理护理论文主要阐述在心理护理方面存在的问题及解决办法，或总结所取得的成果，例如：《住院精神患者心理需求调查》《群体心理因素对〈急救护理学〉教学的影响》等。

6. 其他护理论文

（1）社会护理论文

社会护理是从护理学的角度出发，运用社会学的分析方法，研究社会因素与健康和疾病的关系。护理与社会的相互作用关系是一门综合性应用学科。社会护理论文正是反映这门学科在科研成果、经验教训、实践过程等方面情况的学术性文章，例如：《精神科护理潜在的法律问题》《举证责任与护士的证据意识》等。

（2）中医护理论文

中医护理是以中医理论为指导，研究和阐明人类疾病的康复、护养、预防和保健的一门综合性应用学科。它既是中医学的组成部分，又是护理学的重要分支。中医护理论文是针对中医护理中某个问题进行探讨和研究，或总结中医护理成果的学术性文章，例如：《骨折术后中医护理措施》《陈皮木香水预防术后腹胀 184 例观察》等。

（二）根据期刊论文体裁分类

1. 论著

论著类护理论文是通过总结护理领域中基础研究、临床研究、理论研究等方面的研究成果而撰写的学术论文。论著是各种学术期刊的核心部分，其写作结构体现了护理论文的标准形式。

2. 护理讲座

护理讲座是向读者介绍某一专题领域的基本知识或最新发展状况的文章。护理讲座的内容较一般教材深入、新颖，内容丰富、具体。

3. 经验交流

经验交流类护理论文包括科研方法、科研经验、临床病例分析、临床病例讨论、个案报告等内容的文章。例如反映首次发现的疾病、临床罕见的或特殊的病例、对某种疾病的诊疗所做的回顾性总结等。该类论文不像论著那样需要进行系统研究，只要报道内容实事求是，有学术价值就可以写出来进行交流或发表，从而进一步指导临床实践。

4. 护理综述

护理综述主要反映某一专题或某一领域在一定时期内的护理新动态、新技术、新产品的进展情况。撰写护理综述时需要作者围绕某个问题收集一定历史时期的有关文献资料，以自己的实践经验为基础，进行整理归纳、分析提炼，写出概述性、评述性的专题学术论文。

5. 护理评论

护理评论是开展护理科研和学术交流常用的形式，其写作目的是对当前某一专题或领域的研究工作或学术成果，进行全面、深入的分析和评论，明确方向，总结经验，对科研工作的开展起到指导作用。

6. 护理查房

护理查房是以对话的形式进行临床护理病例讨论。内容是根据护理工作中疑难病例的实际资料，从护理诊断、护理措施的角度进行讨论和复习，提出解决疑难病例的具体措施。

7. 护理科普

护理科普是护理工作者将护理疾病、保健知识用文学手法巧妙地融为一体的文章形式。护理科普论文具有通俗、普及、大众化、实用性的特点，可向广大群众普及自我保健和防病治病的知识及方法。

8. 译文

护理译文是将外国语言的护理论文译成汉语，或将汉语形式的护理论文译成外国语言的护理论文。翻译护理文章是一个再创造的过程，应注意选题的科学性、新颖性、实用性。

通过译文可以了解国际护理动态，促进我国护理事业的发展。

（三）根据论文发挥的作用分类

1. 学术性论文

学术性论文是指作者提供给学术期刊发表或向学术会议提交的论文，其主要内容是报道学术研究成果。学术性论文反映了该学科领域最新的、最前沿的科学水平和发展动向。该类论文应具有新观点、新的分析方法、新的数据或新结论，并具有科学性。

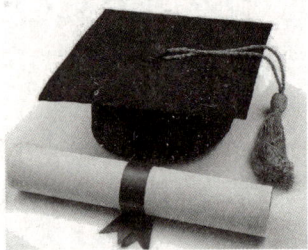

2. 学位论文

学位论文是指申请者提交的论文，这类论文按学位的高低又分为以下 3 种。

（1）学士论文

学士论文是大学本科毕业生申请学士学位时要提交的论文。此类论文一般只涉及不太复杂的课题，论述的范围较窄，深度也较浅。因此，严格地说，学士论文一般还不能作为科技论文发表。

（2）硕士论文

硕士论文是硕士研究生申请硕士学位时要提交的论文。此类论文是在导师指导下完成的，但要求必须具有一定程度的创新性，强调作者的独立思考作用。通过答辩的硕士论文，基本达到了发表水平。

（3）博士论文

博士论文是博士研究生申请博士学位时要提交的论文。它可以是一篇论文，也可以是相互关联的若干篇论文的总和。博士论文应反映出作者广博的基础理论知识和系统、深入的专业知识，应反映出该学科领域最前沿的独创性成果。博士论文被视为重要的科技文献。

二、护理论文的特点

（一）科学性

科学性是护理学论文的生命。如果论文失去了科学性，不管文笔多么流畅，辞藻多么华丽，都毫无意义，只能是人力和时间的浪费。护理学论文的科学性主要体现在 3 个方面。

1. 内容的科学性

护理论文内容的科学性主要体现为论文内容、结果必须是客观存在的事实，能够经得起科学的验证和实践的考验。要对每一个医学概念、数据等准确无误地理解和运用，实事求是，保持严肃认真的态度，做到立论客观、论据充分。不能主观臆断，更不能为达到"预期目的"而歪曲事实，伪造数据。

2．论证方法的科学性

现代护理论文除了要运用科学的逻辑思维方法进行分析和综合、归纳和演绎外，还必须运用科学的统计学方法进行处理，只有这样，才能使论文论证方法更科学、结果更有说服力。

3．表述的科学性

论文表述的科学性重点体现在结构严谨、推理严密和用词准确等方面。护理论文的结构必须严谨，不能搞花架子，不能追求无谓的生动和变化。语言应准确、庄重，一般情况下，不使用象声词、儿化词、感叹词和语气词等。

（二）实践性

护理论文的实践性反映了论文的实用价值。护理论文基于实践，要求其研究成果必须服务于护理实际。护理论文的实用价值主要反映在论文的理论是否可用于指导实践；其方法技术能否在护理实际中推广应用等方面。能推动护理学科发展和提高护理技术水平的论文都是有实用价值的护理论文，实践性较强。

（三）创新性

现代护理论文重点要求要有创新性。创新性是护理论文的根本生命线。论文价值的高低，在很大程度上取决于它的创新性。创新性主要反映在以下几个方面。

1．材料新

要想使论文材料出新，平时就必须留意观察新事物，随时搜集、积累新信息。只有在写作过程中选用护理实践新材料，写出的论文才有可能具有创新性。

2．观点新

护理新观点的种类繁多，例如：他人未能发表而你却发表了的观点，被称之为"开拓型观点"；在他人已经发表的观点基础上所增加的新观点，被称之为"扩展型观点"。除此之外，还有"明辩型""争鸣型"等新观点。总之，无论是哪一类新观点，其认识过程都应该是以新的发现为起点，以新的结论为终点。

3．论证新

护理论文新论证是指护理新材料与新观点之间运用辩证法所组织的论证。为此，作者在选用材料时就要敢于正视矛盾，应当有意识地将正反两方面的材料结合使用，并能重视与把握自己的观点与对立观点之间的冲突和分歧。这样所形成的反面材料与对立观点，正是文章新论证的萌芽。

（四）理论性

护理论文不仅是护理学科学研究的总结，而且是一个再创造的过程。它不同于一般的科研记录或实验报告，而应提炼出指导护理科研活动及临床实践的经验，从中发现规律，并上升为理论，反过来指导实践。

（五）学术性

护理论文以护理学科领域里的专业性问题为研究对象，因此护理论文的内容具有明显的专业性。由于护理论文的读者多数是医护工作者，因此，为了把学术问题表达得更简洁、更准确、更规范，要求在写作时必须使用规范的专业术语和专业性图表符号。

第二节　护理论文选题

一、护理论文选题的含义

选题是指在论文写作中确立有价值的论题或论点。论题是论文中所要论证的主题，是作者对某个问题的分析、论述和评价。

护理论文的选题是指确立有关护理学科中某一研究或探讨方向，以及选择文章所要论证的中心。简单的说，就是提出一个问题，即选择一个有待解决的护理学理论或实践中的问题。

撰写护理论文，选题是关键。有一些护理工作者缺乏选题经验，在未经检索或只在对手头现有资料进行简单查询的情况下，就盲目确定选题，结果只是重复他人的实验，造成大量人力、财力、物力和时间的浪费。

二、护理论文选题的意义

护理论文选题，实质上就是提出一个亟待解决的新问题。而提出一个新问题要比解决和处理一个现存问题更难、更重要得多。

读一读

爱因斯坦名言

提出一个问题往往比解决一个问题更重要，因为解决问题也许仅是一个数学上或实验上的技能而已。而提出新的问题、新的可能性，从新的角度去看旧的问题，都需要有创造性的想象力，而且标志着科学的真正进步。

（一）选题是决定论文价值的前提

护理论文的价值高低与该论文的选题密切相关。假如一篇护理论文的论题早已被前人多次、多方面论证过，并且该问题已经解决得较为完满和彻底，那么，十分明显，这种论题是相当陈旧的。选择这样的论题，即使作者花的精力再大，收集的资料再多，论证再严谨，其论文价值也不会很高；相反，如果作者选择的论题密切联系护理工作实践，并对某些理论和（或）实用技术进行补充、扩展和创新，这样写出的论文就会有较高的价值。因此说，选题是决定论文价值的前提。

（二）选题是论文写作成败的关键

选题是论文写作的第一步，是最重要、也是最难的一步。无疑它涉及论文的全局、写作的成败和被期刊录用与否。选题一旦确定，材料的收集、整理、分析，论点的确立，书写提纲的草拟，参考文献的选定，均要以它为中心，围绕它来进行运作。因此，选题是论文写作准备阶段的主体。

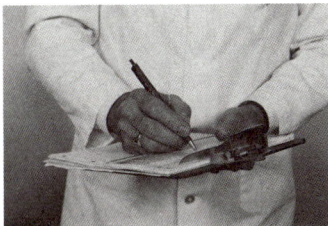

（三）选题是评价作者学识、经验和写作水平的重要指标

对于现代护理学领域里的选题，每个护理论文写作者都可自由地进行选择，但并非人人都能选准、选好。只有那些医学护理学识渊博、护理实践经验丰富、写作水平较高，并具有一定洞察力和分析综合能力的人，才能选出具有较高发表价值的论题。因此，选题往往能体现出作者的学识、经验和写作水平。

三、护理论文选题的基本方法

（一）从护理学理论发展中选题

在护理学的形成与发展史上，关于护理学理论的研究和讨论从未停止，但却进展缓慢。20 世纪 80 年代以前，我国护理学的发展几乎处于停滞状态，护理学是社会科学、自然科学理论指导下的一门综合性的应用学科。20 世纪 80 年代初期，引进了美国的"护理分工制度"，尽管当时被误译为"责任制护理"，但以后在国内推行、推广的日子里，却也在某种程度上促进了传统护理观念的转变和护理事业的发展。直至 20 世纪 90 年代中期，"护理分工制度"才被"护理程序"所代替。然而"护理程序"并不完善，因此也未得到推广。由此可见，目前对我国护理学理论的认识仍未一致，有待进一步深入研究与探讨，应作为选题的主题。

（二）从护理实践过程中选题

护理实践中护理知识和护理技术不断丰富和发展，这是护理学产生和发展的基本源泉和动力。在护理实践中，仍有许多迫切需要去解决、去探索、去研究的问题，有许多需要进一步完善和提高的技术和方法，有随着社会发展和护理实践进步过程中出现的新问题，需要寻求正确的解决方法。例如，在临床护理中，有许多护理措施来自于经验或习惯，在尝试及犯错误中，护理知识得以修正、积累及传播，但这并不代表所有惯用的护理措施和方法都是科学的。

在日常的护理实践中，如果注意观察和分析各种常用的护理措施和方法，注意从中发现问题和反常现象，并善于对惯用措施和方法产生质疑，就可以发现很多有价值的选题。如果以此开展探索、研究，就可以改进、提高和完善某种临床护理的措施和手段，其探索和研究成果也能很好地服务于临床实践。

（三）从护理科研中选题

我国的护理科研工作因起步较晚，目前仍处于发展阶段。随着现代医学及护理专业的不断发展与完善，以及整个政府、整个社会对健康的不断重视，护理科研将进一步深入发展。当前护理科学研究的重点是护理教育、护理管理模式、临床分科护理服务方式等。护理选题可根据护理课题研究的结论来确定。特别指出的是，论题也可以在护理科研过程中选择，因为在此过程中有时会出现意想不到的现象或问题，护理工作者如果能够细心观察、及时发现，就可以在这些偶然中获得新的论题。

（四）从护理学术信息中选题

众所周知，现代社会的最大特征就是信息化。能善于捕捉为己所用的护理学术信息，论文选题思路就会大大拓宽。护理学术信息可以从护理专业期刊、专业书籍或文献资料中获得，也可以从各级各类研讨会的学术报告中获得。因此，护理文献或文摘是护理专业人员长期辛勤积累的宝贵财富，是护理论文选题的重要来源。特别是阅读最新护理文献资料，可以更多地了解当前护理学术水平和护理科学研究的动态与进展，这样可以开拓思路、激发写作灵感，从而确立较新颖的护理论文论题。

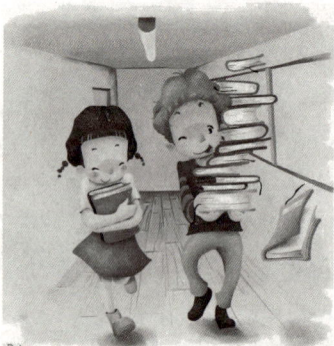

第三节　护理论文书写格式及方法

护理论文具有规范化的书写格式，一般包括题目、署名、内容摘要、关键词、引言、资料（材料）与方法、结果、讨论、结论、致谢、参考文献等部分。

一、题目

论文题目又称标题、篇名等，位于全文之首，是读者认识全文的窗口。题目虽然字数不多，但却是对全文内容的高度概括，因此具有举足轻重的地位。

（一）拟题方法

在语法结构上，论文题目多采用作者研究（或探讨）的对象＋观察（或处理）方法＋研究目的（或结论）等名词组成的词组来表达，这三项内容无先后之分，但必须表达该篇论文的整体内容，并要求具有画龙点睛的作用。例如：《交往训练（处理方法）对慢性精神分裂患者（研究对象）社会功能的影响（研究目的)》。

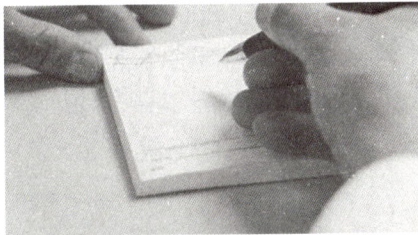

（二）拟题要求

1. 概括性

论文题目要求用简短文字高度概括全文中心内容，能充分体现全文的精髓，使读者一眼就能对全篇论文的中心思想有一个比较明确的了解。

2. 准确性

论文题目用词应准确、具体，不抽象、不笼统，既能符合医学词语规范化的要求，准确表达论文的特定内容，又能确切地反映所研究内容的范围和深度，题文相切，大小相容。

3. 精练性

论文题目用词应简短精练，重点突出。题目字数不能太多，要求一般不超过20个字，切忌冗长繁杂。题目字数太多，会显得主题不鲜明，难以引人注目。

4. 新颖性

论文题目应有鲜明的特色和新意，不提倡都冠上"研究""分析""探讨"之类的陈词俗套，以免给人以陈旧、模仿、重复的感觉。

5. 格式化

文题格式化是指论文题目位置应居中，一般不设副标题。若文章内容实在太多，确有必要设立副标题对主题进行补充和说明时，可用破折号与主题分开，亦应居中书写。长标题需要回行时，应注意词或词组的完整，并居中书写，使之匀称、美观。

读一读

撰写论文题目注意事项

① 文题中避免使用非公知、公用的缩略词、首字母缩写字、符号、代号、公式等。在使用常见缩略词和符号（如 CT、DNA、HBsAg 等）时，不必将原形词同时列出，也不必再写出中文全名。以外国人名命名的综合征或体征，一般不需译成汉语，不加"氏"；但如果是一个汉字，则可加"氏"字。如"Raynaud 氏病"的"氏"应删去，而"克氏征"的"氏"字则保留。

② 文题中的数字一般用阿拉伯数字，但作为名词或形容词的数字不包括在内，如"十二指肠"不能写成"12 指肠"，"三叉神经"不能写成"3 叉神经"。

③ 文题中避免使用主、谓、宾结构完整的句子、疑问句和宣传鼓动式状语。文题中尽量不加标点符号。

二、署名

署名是指论文的出处，来自何方、何人。撰写和发表护理论文，均需署上作者的姓名、工作单位及其所在地和邮政编码。署名一方面表示社会对作者辛勤劳动的尊重和给予的肯定；另一方面表示作者对论文内容承担的学术责任和法律责任。因此，署名要求真实、可靠，实事求是，且要位于文题之下居中的位置。作者署名数一般不超过 6 人，署名顺序视其在科研和论文撰写过程中的贡献大小而定，而不是按职位或职称高低排列名次。通常第一作者应是科研工作的主要设计、执行者及论文的主要撰写人。

三、内容摘要

内容摘要也称为内容提要，简称摘要。它是论文内容的高度浓缩，亦是全文的精华所在。内容摘要应以准确而简洁的语言说明论文的目的、方法、结果和结论，以便读者以最短的时间了解全文概貌，便于文献检索。

（一）摘要的内容

不同医学期刊对论文摘要内容的要求不尽相同，目前我国护理期刊主要采用结构式摘要，其内容主要由目的、方法、结果和结论四部分组成。

1. 目的

简要说明发表本论文的宗旨或欲解决的问题。要求简明扼要，一般用 1～2 句话说明即可，切忌言辞冗长。

2. 方法

简述研究的材料（对象）、方法、设计方案、观察的指标、资料的收集处理和统计学分析方法等。

3. 结果

扼要列出主要结果、数据、统计学意义等，描述结果要尽量用具体数据，不要过于笼统。

4. 结论

根据研究的目的和结果，得出适当的结论，并指出研究的理论意义或实用价值、推广远景、今后有待探讨的问题等。

（二）摘要的写作要求

摘要内容要求高度概括、简洁精练。字数要求为 200～300 字，不宜少于 100 字或多于 500 字。摘要不应列表、附图或引用文献，也不分段落，内容能独立成章。

【范 例】

本科护生实习前期职业生涯规划与职业认同感的相关性研究

【摘要】目的：探讨本科护生实习前期职业生涯规划与职业认同感的相关性，为有效提高其职业认同感及为高校护生职业生涯规划培训提供理论依据。方法：采用随机抽样法，使用实习护生职业认同感问卷以及职业生涯规划调查问卷对 150 名本科实习护生进行调查。结果：共发放问卷 150 份，回收有效问卷 144 份，回收有效率为 96.0%。144 名护生在实习前期职业生涯规划总得分为（155.75±23.71）分，条目均分为（3.39±1.14）分。本科护生实习前期的职业生涯规划总分及各维度与职业认同感总分及各维度呈正相关（$P<0.05$）。结论：加强本科护生的职业生涯规划培训与管理，有利于提高护生职业认同感，同时提高职业认同感也能促进护生职业生涯规划，最终帮助护生实现自我价值。

四、关键词

关键词是论文中最重要、最具有代表性的词汇，是从论文内容中提炼出来的、最能反映论文主要内容的名词或短语。

（一）关键词的重要性

使用关键词一方面是为了便于文献索引的编制，有利于建立文献数据库；另一方面是为高质量文献的查询提供了极大的便利，使读者能够准确、快速地从浩如烟海的文献中检索到自己所需的文献。因此，关键词标引是否正确非常重要，它直接关系到论文被检索的概率和科研成果的利用率。对于作者来说，关键词标引的不正确或不规范，论文即使发表到有影响力的核心期刊上，也可能会降低论文被检出和引用的概率。

（二）关键词的选定

关键词主要参照美国国家图书馆出版的《医学索引》中的《医学主题词表》和我国编制出版的《医学主题词注释字顺表》及《汉语主题词表》进行选词。选择关键词时要根据论文内容和主题进行选择，不能只从题目中选择；所选关键词要规范化，要写原形词而不用缩略语；关键词的数量一般为3~5个，最多不超过10个。

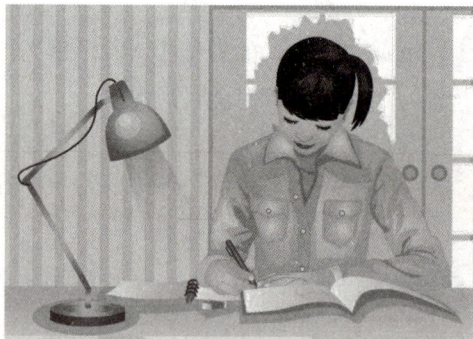

关键词的位置在内容摘要之下，顶格写"关键词"三字。各关键词之间可用分号隔开，最末一词后不加标点。

五、引言

引言又称前言或序言，是论文开头的一段短文，主要介绍论文的写作背景，提出问题并阐明写作目的和意义。

引言应短小精练、言简意赅。在叙述国内外现状时，避免过多的叙述历史与罗列文献。在进行自我评价时，不可随意贬低过去和他人的成就，切不可随意用"国内外尚无文献报道"或"尚无人研究过"等词语。必须在通过文献检索证明，在有确切依据的基础上方可使用"首次报道""未见报道"等提法。引言的文字一般不超过200字。引言在关键词下一行空两格后书写即可，撰写时不必写"引言"二字。

六、资料（材料）与方法

资料（材料）与方法包括研究材料或研究对象和研究方法，是阐述论点、论据，进行论证并得出结论的重要步骤。根据不同的研究方法可采用不同的标题，如在护理实验研究中，可写成"材料与方法"或"资料与方法"；在临床护理论文中，常写成"对象与方法"。

（一）资料

1. 一般资料

在临床护理论文中应说明患者的性别、年龄、民族、职业、婚姻状况及与研究对象有关的其他资料；在护理实验研究论文中则应说明动物的性别、年龄、体重、营养与健康状况等。

2. 临床资料

临床资料部分主要介绍患者的总例数、主要症状和体征、实验室检查结果、病例选择标准、观察项目及诊断标准，有时还需说明治疗情况及疗效等。

3. 资料来源

临床研究类论文应说明病例收集于何时、何地，诊断及治疗标准等；若为护理实验研究论文，则应说明动物名称、产地、种系、饲养条件等。

（二）方法

1. 临床研究

临床研究类论文要说明临床设计方法，包括病例选择和对照对象的确定、分组方法等。

2. 实验研究

实验研究类论文要详细说明论文中所用实验方法的操作步骤、记录方式等。若为动物实验，还应详细说明实验动物分组及观察指标等。

3. 统计学处理

统计学处理应说明本论文有关数据及其统计学处理方法和结果。

七、结果

结果是文章的核心部分，由此引出讨论与结论。结果的内容一般是研究中的关键性数据和资料，通常以文字叙述、表格、绘图、照片等形式来表达。其中文字叙述是记录结果的最主要的表达方式，凡文字可说清楚的，不必列图表；表图能说清楚的，应压缩文字。

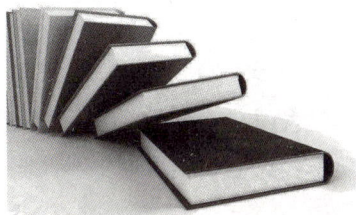

文字叙述要求简明扼要，肯定或否定的结果要一目了然，切忌冗长、模棱两可或含糊不清。

八、讨论

讨论是结果的逻辑延伸，是整篇文章的主体部分。论文讨论的重点应是作者所研究的方法及其结果的原理、结论与意义、价值等。

讨论的具体内容包括：对研究结果进行理论阐述，可应用已有的理论解释，也可应用国内或国外的新学说、新见解进行学术讨论；指出结果和结论的理论意义和实用价值；说明本论文结果与他人的同类课题研究结果相比有何异同或创新之处；提出尚未解决的问题及对今后工作的建议和意见等。

讨论中用词要严谨，语言宜缓和，要留有余地；讨论部分一般不用图和表，也不要重述在引言和结果部分已叙述过的内容。

九、结论

结论又称为小结，是对全文内容简明扼要的概括，是整篇论文的精髓。文末是否需要结论，可根据具体情况而定。有时作者将结论写在讨论中，因此可不单独写结论；结论部分若文字较少，可在摘要中阐明，也不必另写结论；文字多时可另立结论。

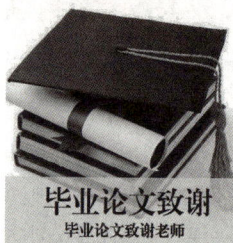

十、致谢

致谢主要是对曾在课题研究或论文撰写过程中给予作者帮助、支持而又未能署名者予以感谢。致谢时一般应征得被致谢者本人的同意。

十一、参考文献

参考文献是指作者为撰写论文而引用的期刊、图书或其他资料的有关文献。注明参考文献不仅反映了作者对他人科研成果的尊重，也反映出该论文的起点、深度、广度以及科学依据。此外，参考文献还具有重复利用、检索及评估功能。因此，文后参考文献的引用是否规范、恰当，直接关系到论文的质量。

（一）参考文献的著录要求

① 著录文献仅限于作者亲自阅读过的文献资料。② 著录参考文献的时间以最近 3~5 年发表的文献为主。③ 只著录公开发表过的文献，在内部交流的刊物上发表的文章以及学术会议上交流的论文不宜著录。④ 著录参考文献的数量不宜过多，论著类论文一般不超过 10 条，文献综述类论文最好不超过 30 条。⑤ 著录格式必须规范。

（二）参考文献的著录格式

1. 专著著录格式

[序号] 著者.书名 [M].版本（第一版不写）.出版地：出版者，出版年：起止页码

例：

[1] 王桂月，章安信.护理科技文稿写作知识 [M].上海：上海科学技术出版社，1989：26～28

[2] 徐俊冕，吴文源，赵介诚等.医学心理学.第2版.上海：上海医科大学出版社，1996：65～66

2. 连续出版物（期刊）著录格式

[序号] 作者.题名 [J].刊名，出版年份，卷号（期号）：起止页码

例：

[1] 李静，姜安丽.护理学定位为一级学科的必要性 [J].护理学杂志，2008，25（5）：73

[2] 范玲.护理垂直管理模式的有效架构及运行机制 [J].中华护理杂志，2013，15（1）：15～16

读一读

　　小秦是一名在护理岗位上工作了多年的护士。近来她想把自己在临床工作中积累的一些护理经验总结成文，于是就写了一篇论文寄给了一家护理杂志社。过了1个月左右，小秦却接到了一封退稿信，信中还说明了退稿原因。原来是小秦的论文在写作格式上不够规范，编辑建议她修改完之后再投稿。小秦查阅了一些有关护理写作的资料，并按照编辑的修改意见对论文进行了修改。过了几个月之后，小秦的这篇论文终于在杂志上发表了。当她捧着散发着油墨香的杂志，品读着自己的作品时，内心涌起了一种幸福与成就感。

案例分析

　　要写出一篇规范的护理论文，首先要选好论题，在选好论题的基础上，按照题目、署名、内容摘要、关键词、引言、资料（材料）与方法、结果、讨论、结论、致谢、参考文献等格式和写作要求进行撰写。

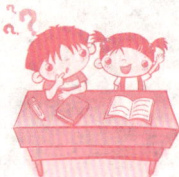

课后习题

一、填空题

1. 护理论文具有_____、_____、_____、_____、_____的特点。

2. 护理论文可从_____、_____、_____和_____中进行选题。

3. 护理论文题目要求_____、_____、_____、_____和_____。

4. 护理论文摘要内容包括_____、_____、_____和_____。

5. _____是论文写作成败的关键。

二、选择题

1. 以下不属于论文摘要内容的是（　　）。

　　A. 目的　　　　　B. 方法　　　　C. 结果　　　　D. 结论

　　E. 讨论

2. 关键词的数量一般为（　　）。

　　A. 1～2 个　　　　B. 2～4 个　　　C. 3～5 个　　　D. 5～10 个

　　E. 10 个以上

3. 摘要的文字一般为（　　）。

　　A. 100 字以内　　B. 100～150 字　C. 150～200 字　D. 200～300 字

　　E. 300 字以上

三、简答题

1. 简述护理论文中材料（资料）与方法部分包括哪些内容。

2. 著录参考文献的要求有哪些？

3. 结合自己实际情况，撰写一篇护理论文。